口腔疾病
临床诊断与治疗

KOUQIANG JIBING

LINCHUANG ZHENDUAN YU ZHILIAO

主编 夏晓宏 丁昌学 翟媛媛 刘金栋

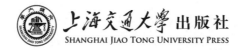

上海交通大学出版社
SHANGHAI JIAO TONG UNIVERSITY PRESS

内容提要

本书简要介绍了口腔疾病的基础知识，着重阐述了口腔常见病的病因、临床表现、诊断和治疗。本书内容新颖、重点突出、层次分明，强化同类疾病间的鉴别诊断和注意要点，突出实用性。本书适合口腔科医务工作者在工作中参考使用。

图书在版编目（CIP）数据

口腔疾病临床诊断与治疗 / 夏晓宏等主编. --上海 ：上海交通大学出版社，2023.12

ISBN 978-7-313-29367-1

Ⅰ．①口… Ⅱ．①夏… Ⅲ．①口腔疾病－诊疗 Ⅳ.①R78

中国国家版本馆CIP数据核字（2023）第169968号

口腔疾病临床诊断与治疗

KOUQIANG JIBING LINCHUANG ZHENDUAN YU ZHILIAO

主　　编：夏晓宏　丁昌学　翟媛媛　刘金栋

出版发行：上海交通大学出版社

邮政编码：200030

印　　制：广东虎彩云印刷有限公司

开　　本：710mm×1000mm　1/16

字　　数：204千字

版　　次：2023年12月第1版

书　　号：ISBN 978-7-313-29367-1

定　　价：198.00元

地　　址：上海市番禺路951号

电　　话：021-64071208

经　　销：全国新华书店

印　　张：11.75

插　　页：2

印　　次：2023年12月第1次印刷

编委会

前言
FOREWORD

口腔疾病是影响人民健康的常见病、多发病,它不仅影响口腔的咀嚼、发音等生理功能,还与脑卒中、心脏病、糖尿病、消化系统疾病等全身系统疾病密切相关。目前,口腔疾病谱呈现多样化,因此许多新理论、新技术、新方法、新材料必须尽快在临床实践中推广与应用才能提高治愈率,从而减轻患者的痛苦。同时,进一步提高口腔医学执业医师的整体素质、规范各级口腔医疗机构和医务人员的执业行为、系统总结近年来口腔医学科学发展的最新成果,也已成为新形势下提高医疗质量、确保医疗安全、防范医疗风险的必然要求。为了给广大患者提供规范、有效的口腔医疗服务,我们组织了一批口腔科专家编写了《口腔疾病临床诊断与治疗》一书。

本书首先简要介绍了口腔组织学和口腔常用检查方法;然后重点阐述了常见口腔疾病的临床表现、诊断方法、鉴别诊断要点和治疗原则。本书具有以下特点:①内容既强化同类疾病间的鉴别诊断和注意要点以突出实用性,又涵盖口腔医学的各个领域以突出基层口腔医师临床实践中的全科特点。②在章节的编排上,既有按疾病类型阐述又有按疾病症状阐述;既体现了内容的科学性,又兼顾了基层临床工作的实际操作性。③将口腔临床医学最常见的疾病特点与技术操作融为一体,为基层口腔科临床医师的诊疗规范提供了重要参考。

由于编者编写时间仓促和篇幅有限,本书一定还存在很多不足之处,恳切希望广大读者在阅读过程中不吝赐教,对我们的工作予以批评指正,以期再版修订时进一步完善,更好地为大家服务。

《口腔疾病临床诊断与治疗》编委会

2022 年 2 月

目 录
CONTENTS

第一章

口腔组织学

第一节 牙体组织

牙体组织由釉质、牙本质、牙骨质和牙髓构成。釉质为特化的上皮组织,而牙本质、牙骨质和牙髓则属于结缔组织。

一、釉质

釉质为覆盖于牙冠部表面的一层硬组织。在切牙的切缘处厚2 mm,磨牙的牙尖处厚2.5 mm,向牙颈部则逐渐变薄。釉质外观呈乳白色或淡黄色,矿化程度越高,釉质越透明,其深部牙本质的黄色易透过而呈淡黄色;矿化程度越低,则釉质透明度越差,牙本质颜色不能透过而呈乳白色。乳牙釉质矿化程度比恒牙低,故呈乳白色。

(一)理化特性

釉质是人体中最硬的组织。

1.无机物

釉质中的无机物占总重量的 $96\% \sim 97\%$,主要由含钙离子(Ca^{2+})、磷离子(P^{3-})的磷灰石晶体和少量的其他磷酸盐晶体等组成。釉质晶体相似于羟基磷灰石$[Ca_{10}(PO_4)_6(OH)_2]$晶体,是含有较多 HCO_3^- 的生物磷灰石晶体。釉质中还含有一些 Cl^-、Na^+、Mg^{2+}、Sr^{2+}、Zn^{2+}、Pb^{2+} 等元素,并存在 Ca^{2+} 空位,使釉质的磷灰石晶体结构变得不稳定。而 F^- 的存在,使磷灰石晶体内的钙三角结构变得紧凑,稳定性加强,因而增强了对酸的抵抗能力。

2.有机物

釉质中的有机物占总重量的 1% 以下。釉质细胞外的基质蛋白主要有釉原蛋白、非釉原蛋白和釉基质蛋白酶三大类。

(1)釉原蛋白在晶体成核、晶体生长方向和速度调控上发挥重要作用,在釉质发育分泌期达 90%,主要分布于晶体间隙,成熟釉质中基本消失。

(2)非釉原蛋白包括釉蛋白、成釉蛋白和釉丛蛋白等,与羟基磷灰石有很强的亲和性,存在于釉质分泌早期至成熟后期的柱鞘、釉丛等部位,具有促进晶体成核、调控晶体生长的作用。

(3)釉基质蛋白酶包括金属蛋白酶和丝氨酸蛋白酶等。金属蛋白酶主要参与釉原蛋白和非釉原蛋白分泌后的修饰与剪接;丝氨酸蛋白酶主要分解釉质成熟期晶体之间的釉原蛋白,为釉质晶体的进一步生长提供空间。

(二)组织学特点

1.釉柱

釉柱是细长的柱状结构,起自釉质牙本质界,贯穿釉质全层而达牙表面。在窝沟处,釉柱由釉质牙本质界向窝沟底部集中,呈放射状;近牙颈部,釉柱排列几乎呈水平状。釉柱近表面 1/3 较直,而内 2/3 弯曲,在牙切缘及牙尖处绞绕弯曲更为明显,称为绞釉。

釉柱直径平均为 $4\sim6~\mu m$。纵剖面可见有规律间隔的横纹,横纹之间的距离为 $4~\mu m$,与釉质发育期间基质节律性的沉积有关。横剖面呈鱼鳞状,电镜观察呈球拍样,有一个近圆形、较大的头部和一个较细长的尾部。头部朝咬合面方向,尾部朝牙颈方向。相邻釉柱以头尾相嵌形式排列。

电镜观察,釉柱由呈一定排列方向的扁六棱柱形晶体组成。晶体宽 $40\sim90~nm$,厚 $20\sim30~nm$,长度 $160\sim1~000~nm$。这些晶体在釉柱头部互相平行排列。它们的长轴(C 轴)平行于釉柱的长轴,而从颈部向尾部移动时,晶体长轴的取向逐渐与长轴成一角度,至尾部已与釉柱长轴呈 $65°\sim70°$ 的倾斜。在一个釉柱尾部与相邻釉柱头部的两组晶体相交处呈现参差不齐的增宽了的间隙,称为釉柱间隙,构成了釉柱头部清晰、弧形的边界,即所谓的釉柱鞘。

2.施雷格线

用落射光观察牙纵向磨片时,可见宽度不等的明暗相间带分布在釉质的内 4/5 处,改变入射光角度可使明暗带发生变化,这些明暗带称为施雷格线。这是由于规则性的釉柱排列方向改变而产生的折光现象。

3.无釉柱釉质

近釉质牙本质界最先形成的釉质、多数乳牙和恒牙表层 $30~\mu m$ 厚的釉质均看不到釉柱结构,晶体相互平行排列,称为无釉柱釉质。位于釉质牙本质界处者,可能是成釉细胞在最初分泌釉质时托姆斯突尚未形成;而表层的无釉柱釉质可能是由成釉细胞分泌活动停止及托姆斯突退缩所致。

4.釉质生长线

釉质生长线又称芮氏线,低倍镜观察釉质磨片时,此线呈深褐色。在纵向磨片中的牙尖部呈环形排列包绕牙尖,近牙颈处渐呈斜行线。在横磨片中,生长线呈同心环状排列,为釉质周期性的生长速率改变所形成的间歇线,其宽度和间距因发育状况变化而不等。

乳牙和第一恒磨牙的磨片上,常见一条加重的生长线。这是由于乳牙和第一恒磨牙的釉质部分形成于胎儿期,部分形成于小儿出生以后。当小儿出生后,由于环境及营养的变化,该部位的釉质发育一度受到干扰,特称其为新生线。

5.釉板

釉板是一薄层板状结构,垂直于牙面,或停止在釉质内,或达釉质牙本质界,甚至伸到牙本质内,磨片观察呈裂隙状结构。可能是在釉质发育时期,某些釉柱排列急剧变化或矿化差异而发生应力改变的结果。该处的基质钙化不全,并含有大量釉质蛋白。

釉板内含有较多有机物,可成为致病菌侵入的途径。特别是在窝沟底部及牙邻面的釉板,是龋发展的有利通道。但绝大多数釉板是无害的,而且也可以因唾液中矿物盐的沉积而发生再矿化。

6.釉丛

釉丛起自釉质牙本质界,向牙表面方向散开,呈草丛状,其高度为釉质厚度的 $1/5\sim1/4$。釉丛是一部分矿化较差而蛋白含量相对较高的釉柱在不同平面及不同方向重叠投射形成的丛状影像。

7.釉梭

釉梭是位于釉质牙本质交界处的纺锤状结构,在牙尖部较多见。其形成与成牙本质细胞胞质突的末端膨大穿过釉质牙本质界包埋在釉质中有关。

8.釉质牙本质界

釉质和牙本质的交界不是一条直线,而是由许多小弧形线相连而成。从三维的角度来看,釉质牙本质界是由许许多多紧挨着的圆弧形小凹构成,小凹突向牙本质,而凹面与成釉细胞托姆斯突的形态相吻合。

(三)临床意义

随着年龄的增长,有机物等进入釉质使其颜色变深而通透性下降,釉质代谢减缓。若牙髓发生坏死,釉质的代谢将进一步受到影响,釉质失去正常的光泽,变为灰黑色,质变脆,易碎裂。

临床上常用氟化物来预防釉质龋的发生。这是因为氟离子进入磷灰石晶体中,将与 HCO_3^- 和 OH^- 等发生置换,使釉质的晶体结构变得更为稳定,从而可增强釉质的抗龋能力。

在釉质的咬合面,有小的点隙和狭长的裂隙。剖面观,这些裂隙形状不一,大多窄而长。有的较浅,开放呈漏斗状或口小底大,深度可达釉质深部。裂隙的直径或宽度一般为 $15\sim75\ \mu m$,探针不能探入。由于点隙裂沟内细菌和食物残渣较易滞留而不易清洁,故常成为龋的始发部位。且一旦发生龋,则很快向深部扩展,因此早期封闭这些点隙裂沟,对龋的预防有一定帮助。随着年龄的增长,点隙裂沟可逐渐磨平,该部位龋的发生率也趋于下降。

绞釉的排列方式可增强釉质的抗剪切强度,咀嚼时不易被劈裂。手术时若需劈裂釉质,施力方向必须尽量与釉柱排列方向一致。在治疗龋齿制备洞形时,不宜保留失去牙本质支持的悬空釉柱,否则,充填后当牙受压力时,这种薄而悬空的釉质易碎裂,使窝洞边缘产生裂缝,引起继发龋。

釉质表面酸蚀是临床上进行树脂修复、点隙裂沟封闭或矫正时带环黏固前的重要步骤。通过酸蚀使釉质无机磷灰石部分溶解而形成蜂窝状的粗糙表面,以增加固位力。釉质表面的溶解与釉柱和晶体的排列方向有关,因此,在对无釉柱釉质,尤其是乳牙进行酸蚀处理时,应适当延长酸蚀时间。

二、牙本质

牙本质是构成牙主体的硬组织,冠部表面覆盖釉质,而根部覆盖牙骨质。牙本质围成的腔隙充满牙髓组织。由于牙本质和牙髓在胚胎发生和功能上的密切关系,常合称为牙髓-牙本质复合体。

(一)理化特性

牙本质的硬度比釉质低,比骨组织稍高。牙本质具有一定的弹性,因而为硬而易碎的釉质提供了良好的缓冲环境。由于牙本质组织结构的多孔性,因而具有良好的渗透能力,组织液和局部微环境中的许多液体和离子可渗入牙本质。其无机物占重量的70%,有机物为20%,水为10%。无机物主要为磷灰石晶体,但比釉质中的小,而与骨和牙骨质中的相似。有机物中,胶原蛋白(主要为Ⅰ型胶原蛋白)占18%,此外还有牙本质涎磷蛋白(包含牙本质磷蛋白和牙本质涎蛋白)、牙本质基质蛋白以及氨基多糖等。

(二)组织学特点

1.牙本质小管

牙本质小管为贯通牙本质全层的管状结构,充满组织液和成牙本质细胞突起。牙本质小管自牙髓表面向釉质牙本质界呈放射状排列。在牙尖部及根尖部小管较直,而在牙颈部则弯曲呈"〜"形,近牙髓端凸弯向根尖方向。小管近牙髓一端较粗,直径为 $3\sim4~\mu m$,近表面处为 $1~\mu m$,且排列稀疏。因此,牙本质在近髓侧和近表面每单位面积内小管数目之比为 $4:1$。

牙本质小管自牙髓端伸向表面,沿途分出许多侧支,并与邻近小管的侧支互相吻合。牙根部牙本质小管的分支数目比冠部者多。

2.成牙本质细胞突起

成牙本质细胞突起是成牙本质细胞的原浆突,细胞体位于髓腔的近牙本质侧,呈整齐的单层排列。成牙本质细胞突起伸入牙本质小管内,整个行程中分出细的小支伸入小管的分支内,并与邻近的突起分支相联系。

细胞质突的内含物很少,主要有微管(直径 $20\sim25~nm$)、微丝(直径 $5\sim7~nm$)及一些致密体,偶见线粒体和小泡,而无核糖体和内质网。

成牙本质细胞突起和牙本质小管之间有一小的空隙,称为成牙本质细胞突周间隙。间隙内含组织液和少量有机物,是牙本质物质交换的主要场所。

牙本质小管的内壁衬有一层薄的有机膜,称为限制板,含有较高的氨基多糖,可调节和阻止牙本质小管矿化。

3.细胞间质

牙本质的细胞间质大部分为矿化的间质,其中有细小的胶原纤维,主要为 Ⅰ 型胶原。纤维的排列大部分与牙本质小管垂直而与牙表面平行,彼此交织成网状。细胞间质中的磷灰石晶体比釉质中的小,长 $20\sim100~nm$,宽 $2\sim35~nm$,呈针状或板状。沉积于基质内,其长轴与胶原纤维平行。牙本质的矿化并不是均匀的,在不同区域因其矿化差异而有着特定的名称。

(1)管周牙本质:光镜观察牙本质的横剖磨片时,可清楚地见到围绕成牙本质细胞突起的间质与其余部分不同,呈环形的透明带,称为管周牙本质,它构成牙本质小管的壁。管周牙本质矿化程度高,含胶原纤维极少。

(2)管间牙本质:位于管周牙本质之间。其内胶原纤维较多,基本上为 Ⅰ 型胶原蛋白,围绕小管呈网状交织排列,并与小管垂直,其矿化较管周牙本质低。

(3)球间牙本质:牙本质的钙化主要是球形钙化,由很多钙质小球融合而成。在牙本质钙化不良时,钙质小球之间遗留一些未被钙化的间质,此未钙化的区域称为球间牙本质。其中仍有牙本质小管通过，但没有管周牙本质结构。主要见于牙冠部近釉质牙本质界处，沿牙的生长线分布，大小、形态不规则，其边缘呈凹形，很像许多相接球体之间的空隙。

(4)生长线：又称冯·埃布纳线，是一些与牙本质小管垂直的间歇线纹。它表示牙本质的发育和形成速率是周期性变化的。牙本质的形成从牙尖的釉质牙本质界开始，有规律地成层进行。生长线有节律性的间隔即为每天牙本质沉积的厚度，为 $4\sim8~\mu m$。若发育期间遇到障碍，则形成加重的生长线，特称为欧文线。在乳牙和第一恒磨牙，其牙本质因部分形成于出生前，部分形成于出生后，两者之间有一条明显的生长线，即新生线。

(5)托姆斯颗粒层：牙纵剖磨片中，根部牙本质透明层的内侧有一层颗粒状的未矿化区，称托姆斯颗粒层。有人认为是成牙本质细胞突起末端的膨大，或为末端扭曲所致；也有人认为是由矿化不全所致。

(6)前期牙本质：牙本质的形成是一有序的过程，即成牙本质细胞分泌基质并进一步发生矿化。由于牙本质在一生中始终在形成。因此，在成牙本质细胞和矿化牙本质之间总是有一层尚未矿化的牙本质存在，称为前期牙本质。前期牙本质一般厚 $10\sim12~\mu m$。发育完成牙较正在发育牙的牙本质形成慢，所以前者的前期牙本质较后者薄。

(三)牙本质的反应性变化

咀嚼、刷牙等机械性摩擦常可造成牙本质组织的缺损，称为磨损，主要见于恒牙牙尖及切缘、邻面接触点和唇侧牙颈部。因牙颈部的磨损呈楔形，故特称为楔状缺损。发生于牙硬组织的龋，也可造成牙本质结构的破坏。牙髓-牙本质复合体内存在牙本质的母体细胞，因此可形成一系列防御和/或反应性变化。这类变化首先导致修复性牙本质的形成，并可引起牙本质小管和牙本质基质的一系列改变。

1.修复性牙本质

修复性牙本质也称第三期牙本质或反应性牙本质。当釉质表面因磨损、酸蚀、龋等遭受破坏时，其深部牙本质暴露，成牙本质细胞受到程度不等的刺激，并部分发生变性。牙髓深层的未分化细胞可移向该处，取代变性细胞而分化为成牙本质细胞，并与尚有功能的成牙本质细胞共同分泌牙本质基质，继而矿化，形成修复性牙本质。修复性牙本质中牙本质小管的数目大大减少，同时小管明显弯曲，甚至仅含少数小管或不含小管。由于刺激沿着牙本质小管传导，修复性牙本质仅沉积在受刺激牙本质小管相对应的髓腔侧。修复性牙本质与原发性牙本质或继发性牙本质之间常由一条着色较深的线所分隔。

在修复性牙本质形成过程中,成牙本质细胞常包埋在形成很快的间质中,以后这些细胞变性,在该处遗留一空隙,很像骨组织,故又称为骨样牙本质。

2.透明牙本质

透明牙本质又称为硬化性牙本质,牙本质在受到磨损和较缓慢发展的龋刺激后,除了形成修复性牙本质外,还可引起牙本质小管内成牙本质细胞突起发生变性,变性后有矿物盐沉着而矿化封闭小管,这样可阻止外界的刺激传入牙髓,同时,其管周的胶原纤维也可发生变性。其小管和周围间质的折光率没有明显差异,故在磨片上呈透明状而称为透明牙本质。

3.死区

死区是由牙因磨损、酸蚀或龋等较重的刺激,使小管内的成牙本质细胞突起逐渐变性、分解,小管内充满空气所致。光镜下观察,这部分牙本质呈黑色,称为死区。此区的敏感度减低,常见于狭窄的髓角。死区的周缘常有透明牙本质围绕,其近髓端则可见修复性牙本质。

(四)牙本质的神经分布及感觉

牙本质对外界机械、温度和化学等刺激有明显的反应,特别是在釉质牙本质界和近髓处尤为敏感。由于组织学研究方法上的限制,目前对牙本质中的神经分布意见尚未统一。肯定的是,在前期牙本质和靠近牙髓的矿化牙本质中成牙本质细胞突起周围的间隙有神经纤维存在。关于牙本质痛觉的传递有下列学说。

1.神经传导学说

认为刺激直接作用于牙本质小管内的神经末梢并传导至中枢。

2.转导学说

认为成牙本质细胞是一个受体,感觉可以从釉质牙本质界通过成牙本质细胞突起至细胞体部,细胞体与神经末梢紧密相连,得以传导至中枢。

3.流体动力学说

认为牙本质小管内有液体,这种液体对外来的刺激有机械性反应。当牙本质内的液体受到冷刺激时,由内向外流,而受到热刺激时则由外向内流,这种液体的流动引起了成牙本质细胞及其突起的舒张或压缩,从而影响其周围的神经末梢。

三、牙骨质

牙骨质是覆盖于牙根表面的一层硬结缔组织,色淡黄。牙骨质在近牙颈部较薄,为 $20\sim50~\mu m$,在根尖和磨牙根分叉处较厚,为 $150\sim200~\mu m$。牙骨质是维系牙和牙周组织联系的重要结构。

(一)理化特性

牙骨质与骨组织的组成相类似,但其硬度较骨和牙本质低,所含无机盐占其重量的 $45\%\sim50\%$,有机物和水占 $50\%\sim55\%$。无机盐与釉质、牙本质中的一样,以钙离子、磷离子为主,并主要以磷灰石的形式存在。此外,牙骨质中含有多种微量元素,氟的含量较其他矿化组织多,并以表面为著,且随着年龄增长而增高。有机物主要为胶原和蛋白多糖。

(二)组织学特点

牙骨质的组织学结构与骨密质相似,由细胞和矿化的细胞间质组成。细胞位于陷窝内,并有增生沉积线。但不同于骨的是牙骨质中无哈弗管,也无血管和神经。

根据牙骨质间质中有无细胞,一般将牙骨质组织分为无细胞牙骨质和细胞牙骨质。无细胞牙骨质紧贴于牙本质表面,主要由牙骨质层板构成而无细胞,分布于自牙颈部至近根尖 1/3 处,牙颈部往往全部由无细胞牙骨质所占据。细胞牙骨质常位于无细胞牙骨质的表面,但在根尖部 1/3 可以全部为细胞牙骨质。细胞牙骨质和无细胞牙骨质也可以交替排列。

1.细胞

参与牙骨质组成的细胞称为牙骨质细胞,位于牙骨质基质内。细胞体积较小,表面有许多细小的细胞质突起向牙周膜方向伸展,借以从牙周膜吸取营养,邻近的牙骨质细胞突起可相互吻合。细胞在间质中占据的空间称为陷窝,突起占据的空隙称小管。在磨片中由于细胞破坏、消失,故镜下所见为陷窝与小管。更深部的细胞则因营养吸收困难而明显变性或消失,陷窝也可变泡。

2.细胞间质

(1)纤维:主要由成牙骨质细胞和牙周膜成纤维细胞产生的胶原纤维所构成。前者纤维排列与牙根表面平行,后者又称为穿通纤维或沙比纤维,与牙根表面垂直并穿插于其中。细胞牙骨质内的纤维多半由成牙骨质细胞分泌,而无细胞牙骨质的纤维则主要由成纤维细胞产生。

(2)基质:主要由蛋白多糖和矿物质组成,后者以磷灰石晶体的形式沉积在胶原纤维上,形成钙化的基质。由于牙骨质的形成是持续而有节律性的,故呈现层板状结构,层板之间为生长线间隔。牙骨质表面有一层刚形成尚未钙化的牙骨质,即类牙骨质。

3.釉质牙骨质界

釉质和牙骨质在牙颈部相接,其相接处有 3 种不同情况:有 60％是牙骨质少许覆盖在釉质表面;30％是釉质和牙骨质端-端相接;还有 10％是两者不相接,该处牙本质暴露,为牙龈所覆盖。

4.牙本质牙骨质界

牙本质和牙骨质是紧密结合的,光镜下呈现一较平坦的界限,但电镜下可见该处牙本质和牙骨质的胶原纤维互相缠绕。

(三)生物学特性及功能

生理情况下,牙骨质不像骨组织可以不断地改建和重塑,且牙骨质较固有牙槽骨具有更强的抗吸收能力,这些是临床正畸治疗时牙移动的基础。当牙周膜纤维因适应牙功能的需要而发生改变和更替时,牙骨质则通过不断的增生沉积而形成继发性牙骨质,从而使新的牙周膜纤维重新附着于牙根。当牙的切缘与咬合面受到磨损时,也可通过根尖部继发性牙骨质的形成而得到一定补偿。当牙根表面有小范围的病理性吸收或牙骨质折裂时,均可由于继发性牙骨质沉积而得到修复。在牙髓和根尖周病治疗后,牙骨质能新生并覆盖根尖孔,重建牙体与牙周的连接关系。在新形成的牙骨质与原有吸收区的牙骨质之间有一深染的分界线。在生理及病理情况下,若乳恒牙交替或根尖有炎症或创伤,则可导致牙骨质吸收,这种吸收甚至还可波及牙本质。

四、牙髓

(一)组织学特点

牙髓是来源于外胚层间叶组织的一种疏松结缔组织,它包含有细胞(成牙本质细胞、成纤维细胞、未分化的间充质细胞等)、纤维、神经、血管和基质等。

1.细胞

(1)成牙本质细胞:这是位于牙髓周围紧接前期牙本质排列的一层细胞,呈柱状。核卵圆形,位于细胞基底部。细胞顶端有一细长的突起伸入牙本质小管内。牙髓中成牙本质细胞的形状并不完全一致,在冠部为较高的柱状细胞,反映了细胞的高活性状态;在牙根中部逐渐变为立方形细胞;接近根尖部的成牙本质细胞为扁平状,呈现相对休止状态。

电镜观察,在靠近细胞核的基底部有粗面内质网和高尔基复合体,而顶部细胞质内粗面内质网丰富。在牙本质形成活跃期,细胞内高尔基复合体显著,粗面内质网丰富,线粒体遍布于细胞质内。成牙本质细胞体之间有缝隙连接、紧密连接和中间连接等结构。

(2)成纤维细胞：这是牙髓中的主要细胞,故又称为牙髓细胞。呈星形,有胞质突起互相连接,核染色深,细胞质淡染、均匀。电镜观察见有丰富的粗面内质网和线粒体以及发达的高尔基复合体等,说明它有活跃的合成胶原的功能。随着年龄的增长,成纤维细胞数量减少,形态呈扁平梭形,细胞器减少,表现为合成和分泌功能下降。幼稚的成纤维细胞受到某些刺激后可分化为成牙本质细胞。

(3)未分化的间充质细胞：细胞通常位于小血管及毛细血管周围。未分化的间充质细胞比成纤维细胞小,但形态相似,有不明显的细胞质突。在受到刺激时,它可分化成结缔组织中任何一种类型的细胞。在炎症时它可形成巨噬细胞。当成牙本质细胞消失时,它可以移向牙本质壁,分化为成牙本质细胞,形成修复性牙本质。

2.纤维

主要是胶原纤维和嗜银纤维,而弹性纤维仅存在于较大的血管壁。牙髓中的胶原纤维主要由Ⅰ型纤维和Ⅲ型纤维以55%：45%的比例所组成,交织成网状。随着年龄的增加,胶原纤维的量逐渐增加,但其构成比则基本保持不变。嗜银纤维即网状纤维,为纤细的纤维,主要构成也是Ⅲ型胶原蛋白,分布于牙髓细胞之间。在通常的HE染色中不能显示,只有在应用银染色时才能显示黑色。

3.神经

神经来自牙槽神经的分支,伴同名血管自根尖孔进入牙髓,并逐渐分成很多更细的分支。髓室内神经纤维分散呈放射状,近多细胞层处形成神经网,称为神经壁层或Raschkow丛。神经轴突通过多细胞层、无细胞层和成牙本质细胞层,止于牙髓牙本质交界处的成牙本质细胞突起之间或牙本质小管内。神经末梢呈圆形或椭圆形膨大,与成牙本质细胞紧密相接,具有感受器的功能。牙髓内的神经大多数是有髓神经,传导痛觉；少数为无髓神经,属于交感神经,可调节血管的收缩和舒张。

4.血管

血管来自牙槽动脉的分支,经根尖孔进入牙髓后称为牙髓动脉,沿牙髓中轴前进,途中分出小支,最后在成牙本质细胞层下方形成一稠密的毛细血管丛。然后,毛细血管后静脉汇成牙髓静脉,与牙髓动脉伴行,出根尖孔转为牙槽静脉。牙髓和牙周膜的血管除通过根尖孔交通外,尚可通过一些副根管相通。

5.基质

基质是致密的胶样物,呈颗粒状和细丝状,主要成分是蛋白多糖复合物和糖蛋白。蛋白多糖复合物的多糖部分主要为氨基多糖,在发育早期还含有丰富的硫酸软骨素 A、软骨素 B 和透明质酸。而糖蛋白则主要为纤维粘连蛋白和细胞外粘连蛋白等。

(二)临床意义

在牙发育完成,即根尖孔形成以后,随着年龄的增长和生理或病理性刺激,继发性牙本质和/或修复性牙本质等不断形成,可使髓腔逐渐缩小。同时,牙髓组织中的细胞成分逐渐减少,纤维成分增多,牙髓活力降低,出现退行性改变。

牙髓借成牙本质细胞突起与外界有着密切的联系。任何物理和化学的刺激加到牙本质表面时,与该部位相应的牙髓组织必然发生反应。慢性、较弱的刺激可引起修复性牙本质形成,并可部分造成牙髓组织的各类退行性变;刺激强烈可导致炎症反应。当牙髓发生炎症时,由于牙髓内的血管壁薄,易于扩张、充血及渗出,使髓腔内压力增大,而四周又为坚硬的牙本质壁所包围,无法相应扩张以减轻压力,牙髓神经末梢受压而产生剧烈疼痛。

牙髓内的神经在受到外界刺激后,常反映为痛觉,而不能区分冷、热、压力及化学变化等不同感受。原因是牙髓缺乏对这些刺激的感受器。此外,牙髓神经还缺乏定位能力,故牙髓炎患者往往不能准确指出牙痛的部位。

牙髓是结缔组织,有修复再生的能力。但由于牙髓的解剖条件所限,其修复再生能力是有限的。当牙髓受到非感染性的较轻损伤时,修复一般是良好的。对于新鲜暴露的牙髓,经适当临床治疗后,可形成牙本质桥。当牙髓由于感染而发生炎症时,完全的修复性再生是困难的。

第二节　牙周组织

一、牙龈

牙龈是口腔黏膜的一部分,由上皮层和固有层构成,无黏膜下层。

(一)各牙龈上皮层的组织学特点

1.牙龈上皮

牙龈上皮是暴露于口腔的部分,为复层扁平上皮,表面多为不全角化。上皮钉突多而细长,较深地插入固有层中,使上皮与深层组织牢固连接。上皮基底细胞生长活跃,偶见黑色素细胞,或含有黑色素颗粒,所以牙龈有时出现黑色斑块。

2.龈沟上皮

牙龈上皮在游离龈的边缘,转向内侧覆盖龈沟壁,形成龈沟上皮。此上皮为复层扁平上皮,无角化,有上皮钉突,与结合上皮有明显分界。龈沟上皮易受外力而破裂。上皮下结缔组织中常见不同程度的白细胞浸润。

3.结合上皮

结合上皮是牙龈上皮附着在牙表面的一条带状上皮,从龈沟底开始,向根尖方向附着在釉质或牙骨质的表面。结合上皮是无角化的鳞状上皮,在龈沟底部含15～30层细胞,向根尖方向逐渐变薄,含3～4层细胞。无上皮钉突。但若受到刺激,可见上皮钉突增生,伸入结缔组织中。

电镜观察,结合上皮细胞质中张力细丝较少,细胞间的桥粒比牙龈其他区域的上皮细胞少,细胞外间隙增大,牙龈结缔组织中的炎性细胞、单核细胞、大分子物质和整个细胞移动到龈沟中。在龈沟底部的细胞中溶酶体较多,显示磷酸酶的活力较强。

结合上皮细胞在牙表面产生一种基板样物质(包括透明板和密板),并通过半桥粒附着在这些物质上,使结合上皮紧密附着在牙面上。

结合上皮紧密附着于牙表面,任何手术(例如牙周洁治或制作修复体等)都不应损伤结合上皮,以免上皮与牙的附着关系被破坏。

(二)牙龈固有层的组织学特点

牙龈固有层由致密结缔组织构成。高而长的结缔组织乳头使局部上皮隆起,隆起部分之间的凹陷处,相当于细长的上皮钉突,上皮钉突的表面形成浅凹,即为点彩。

固有层含有丰富的胶原纤维,并直接附着于牙槽骨和牙颈部,使牙龈与深部组织稳固贴附。只有少量的弹性纤维分布在血管壁。其中胶原纤维束呈各种方向排列。

1.龈牙组

自牙颈部牙骨质向牙冠方向散开,止于游离龈和附着龈的固有层,广泛分布于牙龈固有层中,是牙龈纤维中最多的一组。主要是牵引牙龈使其与牙紧密结合。

2.牙槽龈组

自牙槽嵴向牙冠方向展开,穿过固有层止于游离龈和附着龈的固有层中。

3.环行组

位于牙颈周围的游离龈中,呈环行排列。纤维比其他组的细,常与邻近的其他纤维束缠绕在一起,有助于游离龈附着在牙上。

4.牙骨膜组

自牙颈部的牙骨质越过牙槽突外侧皮质骨骨膜,进入牙槽突、前庭肌和口底。

5.越隔组

横跨牙槽中隔,连接相邻两牙的纤维,只存在于牙邻面,起于结合上皮根方的牙骨质,呈水平方向越过牙槽嵴,止于邻牙相同部位。保持牙弓上相邻两牙的接触,阻止其分离。

牙龈没有黏膜下层,固有层含有多种细胞成分,主要是成纤维细胞,还有少量淋巴细胞、浆细胞和巨噬细胞等。

二、牙周膜

牙周膜由致密的结缔组织构成,环绕牙根,位于牙根和牙槽骨之间。牙周膜厚度为 0.15~0.38 mm,在根中 1/3 处最薄。牙周膜由细胞、纤维和基质组成,大量的胶原纤维将牙固定在牙槽窝内,并能抵抗和调节牙所承受的咀嚼压力,具有悬韧带的作用,又称牙周韧带。

(一)牙周膜中细胞的组织学特点

1.成纤维细胞

成纤维细胞是牙周膜中最多、功能最重要的细胞。光镜下观察,细胞核大,细胞质嗜碱性,细胞排列方向与纤维束的长轴平行。胶原纤维能被成纤维细胞吞噬进入小泡中,然后细胞质的溶酶体与小泡融合,产生胶原酶降解被吞噬的纤维。成纤维细胞也有发育很好的细胞骨架,主要是肌动蛋白,能使细胞移动和形状发生变化,以适应功能的需要。牙周膜中胶原纤维不断的改建是由成纤维细胞合成胶原和降解胶原来实现的。任何对成纤维细胞功能的破坏,都将导致牙支持组织的丧失。

2.成牙骨质细胞

分布在邻近牙骨质的牙周膜中,细胞扁平,细胞核圆或卵圆形。细胞平铺在根面上,在牙骨质形成时近似立方状。

3.上皮剩余

在牙周膜中,邻近牙根表面的纤维间隙中可见到小的上皮条索或上皮团,与牙根表面平行排列,也称 Malassez 上皮剩余。这是牙根发育期上皮根鞘残留下来的上皮细胞。光镜下观察,细胞较小,立方或卵圆形,细胞质少,嗜碱染色。平时上皮剩余呈静止状态,受到炎症刺激时可增殖,成为颌骨囊肿和牙源性肿瘤的来源。

4.成骨细胞和破骨细胞

(1)在骨形成时,邻近牙槽骨表面有许多成骨细胞。形态立方状,细胞核大,核仁明显,细胞质嗜碱性,静止期的成骨细胞为梭形。牙槽骨发生吸收时,在骨吸收处出现蚕食状凹陷,称为 Howship 陷窝。

(2)破骨细胞是多核巨细胞,直径可达 $50~\mu m$ 以上,细胞核数目不等,细胞质嗜酸性,位于吸收陷窝内。骨吸收停止时,破骨细胞即消失。当牙骨质吸收时,在吸收处也可见破骨细胞,亦称为破牙骨质细胞。

5.未分化间充质细胞

位于血管周围 $5~\mu m$ 内的区域,是牙周膜中新生细胞的来源,这些细胞可进一步分化为成纤维细胞、成骨细胞和成牙骨质细胞。在牙周膜中,新生的细胞必须与死亡的或移动到牙周膜外的细胞保持平衡。

(二)牙周膜中纤维的组织学特点

牙周膜的纤维主要由胶原纤维和耐酸水解性纤维组成,其中胶原纤维数量最多,构成牙周膜的主要成分,主要是Ⅰ型胶原,少部分为Ⅲ型胶原。牙周膜中的胶原汇集成较大的纤维束,并有一定的排列方向,称为主纤维。主纤维束之间为疏松的纤维组织,称为间隙纤维,牙周膜血管和神经穿行其间。

主纤维分布在整个牙周间隙内,其一端埋入牙骨质,另一端埋入牙槽骨。埋在牙骨质和牙槽骨中的纤维称为穿通纤维或沙比纤维。由于主纤维所在的部位和功能不同,其排列方向也不同。自牙颈向根尖可分为下列几组。

1.牙槽嵴组

纤维起于牙槽嵴顶,呈放射状向牙冠方向走行,止于釉质牙骨质界下方的牙骨质。主要分布在牙的唇(颊)、舌(腭)侧,在邻面无此纤维。其功能是将牙向牙槽窝内牵引,对抗侧方力,保持牙直立。

2.水平组

在牙槽嵴纤维的根方,呈水平方向分布,与牙弓的骼平面大致平行。一端埋入牙骨质,另一端埋入牙槽骨中,是维持牙直立的主要力量,并与牙槽嵴纤维共同对抗侧方力,防止牙侧方移动。

3.斜行组

斜行组是牙周膜中数量最多、力量最强的一组纤维。纤维方向向根方倾斜45°,埋入牙槽骨的一端近牙颈部,附着牙骨质一端近根尖部,将牙悬吊在牙槽窝内。这种结构可将牙承受的咀嚼压力转变为牵引力,均匀地分散到牙槽骨上。在水平切面上,斜纤维的排列呈交织状,而不是直的放射状,这可限制牙的转动。

4.根尖组

起于根尖区牙骨质,呈放射状止于根尖周围的牙槽骨,具有固定牙根尖的作用,保护进出根尖孔的血管和神经。

5.根间组

只存在于多根牙,起自根分叉处的牙根间骨隔顶,止于根分叉区牙骨质,有防止牙根向冠方移动的作用。

当牙承受垂直压力时,除根尖区外,几乎全部纤维呈紧张状态,可担负较大𬌗力,而侧向压力仅使部分纤维呈紧张状态,这时易造成牙周纤维的损伤。

(三)牙周膜中血管、神经的组织学特点

1.血管

牙周膜含有丰富的血管,主要有三方面来源:①来自牙龈的血管;②来自上、下牙槽动脉分支进入牙槽骨,再通过筛状板进入牙周膜;③来自上、下牙槽动脉进入根尖孔前的分支。在牙颈区,牙周膜血管分支与邻近的牙龈血管分支吻合形成血管网。多方面来源的血管在牙周膜中互相吻合,形成树枝状的血管丛。因此在根尖切除或牙龈切除时不会影响牙周膜的血液供给。

2.神经

牙周膜有丰富的神经,来自根尖区神经纤维,沿牙周膜向牙龈方向走行;来自牙槽骨内神经,穿过牙槽窝骨壁进入牙周膜后分为两支,分别向根尖和牙龈方向走行,并与来自根尖的神经纤维混合。在人的牙周膜中有4种神经末梢。①游离末梢:呈树枝样分支,沿牙根有规律地间隔分布,可延伸到成牙骨质细胞层中。每一末梢支配各自的区域,属于伤害感受器和机械感受器。②Ruffini末梢:为分布在根尖周围的神经末梢,类似Ruffini小体,呈树突状,末端伸入牙周膜纤维束中,属于机械感受器。③环状末梢:分布在牙周膜中央区,功能不清。④梭形末梢:与根尖有联系并由纤维膜包被。丰富的感受器使牙周膜感觉敏感,加于牙冠的轻微压力都可感觉到强度和方向,并能明确其牙位。

三、牙槽骨

牙槽骨是上、下颌骨包围和支持牙根的部分,又称牙槽突。容纳牙根的窝称为牙槽窝,牙槽窝在冠方的游离端称为牙槽嵴,两牙之间的牙槽突部分称牙槽中隔。牙槽骨的生长发育依赖于牙的功能性刺激,如果牙脱落,牙槽骨也就随之而萎缩。

(一)组织学特点

1.固有牙槽骨

固有牙槽骨衬于牙槽窝内壁,包绕牙根,与牙周膜相邻,在牙槽嵴处与外骨板相连。它是一层多孔的骨板,又称筛状板。牙周膜的血管和神经纤维穿过小孔进入骨髓腔。固有牙槽骨很薄,无骨小梁结构,在 X 线片上表现为围绕牙周膜外侧的一条白色阻射线,称为硬骨板。牙周膜发生炎症和外伤时,硬骨板首先消失。

组织学上,固有牙槽骨属于束骨,由含有粗大纤维的编织骨构成,其中包埋了大量的穿通纤维。邻近牙周膜侧,束骨呈板层排列,与牙槽窝壁平行,穿通纤维与骨板垂直。邻近骨髓侧,骨板由哈弗系统构成,其外周有几层骨板呈同心圆排列,内有神经和血管通过。

2.密质骨

密质骨是牙槽骨的外表部分,即颌骨内、外骨板延伸的部分。密质骨的厚度颇不一致,上颌牙槽骨的唇面,尤其前牙区密质骨很薄,有许多血管和神经穿过的滋养管,而舌侧增厚。在下颌骨则相反,密质骨比上颌厚而致密,小孔很少,所以施行局部麻醉时,在上颌前牙用局部浸润麻醉的效果比下颌好。通常下颌的密质骨,其舌(腭)侧骨板比颊侧骨板厚,但在磨牙区由于担负较大的咀嚼力,磨牙颊侧骨板也增厚。密质骨表面为平行骨板,深部有致密的不同厚度的哈弗系统。

3.松质骨

松质骨由骨小梁和骨髓组成,位于密质骨和固有牙槽骨之间。由含细纤维的膜性骨组成,呈板层排列伴有哈弗系统,形成大的骨小梁。前牙区松质骨含量少,有时几乎仅有两层密质骨,甚至牙根唇面由于骨部分缺失而形成裂隙。后牙支持骨量多,骨小梁的粗细、数量和排列方向与所承担的咀嚼力密切相关。承受较大咀嚼力的区域,支持骨量增多,骨小梁粗大致密,骨髓间隙小;而无功能的牙或咀嚼力小的牙,则骨小梁细小,骨髓间隙大。骨小梁的排列方向一般与咬合力相适应,以最有效的排列方向抵抗外来的压力。如两牙间的骨小梁呈水平排列,而根尖周围的骨小梁为放射状排列,故能从各个方向支持牙。而无功能牙的周围,骨小梁排列无规律。松质骨中的骨髓在幼年时有造血功能,称为红骨髓;成年时含脂肪多,为黄骨髓。

(二)生物学特性

牙槽骨是高度可塑性组织。它不但随着牙的生长发育、脱落替换和咀嚼压力而变动,而且也随着牙的移动而不断地改建。牙槽骨具有受压吸收、受牵引增生的特性。一般情况下牙槽骨的吸收与新生保持动态平衡。临床上利用此特性可使错殆畸形的牙得到矫正治疗。

在骨质新生时,成骨细胞排列在新骨周围。新骨的表面有一层刚形成尚未钙化的骨基质,称为类骨质。在骨吸收区,骨表面有蚕食状凹陷,凹陷处可见破骨细胞。

1.牙生理移动时牙槽骨的改建

牙为补偿殆面磨损而不断向殆面方向移动,并为补偿牙冠邻面磨损向近中方向移动,以此来维持上、下牙列及相邻牙的正常邻接关系和颌间距离。当牙在生理性移动时,牙槽骨不断进行吸收和增生,以此达到改建。

有的牙在失去对殆牙时,常发生显著的咬合移动。牙槽突也发生失用性萎缩,甚至成为牙周病的因素。为了防止邻牙倾斜和对颌牙伸长,缺失的牙应该及时修补。

2.牙槽骨的增龄变化

随着年龄的增长,牙槽嵴的高度减少,与身体其他骨一样可出现生理性的骨质疏松,骨密度逐渐减低,骨的吸收活动大于骨的形成。骨髓被脂肪代替,由红骨髓变为黄骨髓。光镜下见牙槽窝骨壁由光滑、含有丰富的细胞变为锯齿状,细胞数量减少,成骨能力明显降低,埋入的穿通纤维不均匀。

第三节 口腔黏膜

一、口腔黏膜的基本结构

口腔黏膜的组织结构与皮肤相似,由上皮层和固有层构成,其中,上皮层相当于皮肤的表皮,固有层相当于皮肤的真皮;不同的是口腔黏膜无皮肤附属器。上皮层借基膜与固有层相连,部分黏膜深部还有黏膜下层。

口腔黏膜上皮由角质形成细胞和非角质形成细胞组成,以角质形成细胞为主,为复层鳞状上皮。

(一)角质形成细胞

角质形成细胞根据所在部位及功能的不同,可为角化鳞状上皮或非角化鳞状上皮。角化鳞状上皮由4层细胞构成。

1.角化层

位于最表层,由数层排列紧密的细胞构成。细胞扁平,体积大。细胞器及细胞核消失,细胞质内充满角蛋白,HE染色为均质嗜酸性物。如果细胞间桥消失,这种角化称正角化,如在硬腭;如果上述细胞中含有浓缩的未消失的细胞核,则称不全角化,如在牙龈。

2.粒层

位于角化层深面,由2~3层细胞组成。细胞质内含嗜碱性透明角质颗粒,染色深,细胞核浓缩。

3.棘层

位于粒层深部,由体积较大的多边形细胞组成,是上皮中层次最多的细胞,细胞核圆形或卵圆形,位于细胞中央,含1~2个核仁,细胞质常伸出许多小的棘刺状突起与相邻细胞相接,此突起称为细胞间桥。细胞间桥之间为迂回的细胞间腔隙,此腔隙在牙龈和硬腭上皮更大些,所以细胞间桥更明显。电镜下见细胞间桥的突起相接处为桥粒。此层细胞内蛋白质合成最活跃。

4.基底层

位于上皮的最深面,是一层立方形或矮柱状细胞,借基膜与固有层结缔组织相连。电镜下可见基底细胞与结缔组织相连接处形成半桥粒,附着在基板上。光镜下见细胞核呈圆形,染色深。基底细胞和邻近的棘层细胞有增殖能力,因此称为生发层。

(二)非角质形成细胞

口腔黏膜上皮内还分布一些不参与上皮细胞增生和分化的非角质形成细胞,包括黑色素细胞、朗格汉斯细胞和梅克尔细胞。进行常规染色时,它们的细胞质不着色,因此称为透明细胞。

1.黑色素细胞

位于口腔黏膜上皮的基底层,来自神经嵴细胞。光镜下细胞质透明,细胞核圆形或卵圆形。特殊染色见细胞质有树枝状突起伸入基底细胞或棘细胞之间。细胞质内含黑色素颗粒,并且经细胞突起排出,再进入邻近的角质形成细胞内。

对银染色、多巴染色、S100 蛋白染色呈阳性反应。临床上,牙龈、硬腭、颊和舌常见黑色素沉着,也是黑色素性病变的好发部位。

2.朗格汉斯细胞

朗格汉斯细胞也是一种有树枝状突起的细胞。主要位于棘层、基底层,来自造血组织。常规染色细胞质透明,核深染,对多巴染色呈阴性反应。电镜下细胞质内有特殊的棒状或球拍样颗粒,称朗格汉斯颗粒或 Birbeck 颗粒,有单位膜包绕。此细胞与黏膜的免疫功能有关。

3.梅克尔细胞

梅克尔细胞位于基底层,常成群分布,可能来自神经嵴或上皮细胞。HE 染色着色较角质形成细胞浅。电镜下一般无树枝状突起,细胞质内可见发达的高尔基复合体和小而圆的电子致密性膜被小泡,内含神经递质。这种细胞是一种压力或触觉感受细胞。

二、口腔黏膜的分类及结构特点

口腔黏膜根据所在的部位和功能分为咀嚼黏膜、特殊黏膜和被覆黏膜。

(一)咀嚼黏膜

咀嚼黏膜包括牙龈和硬腭黏膜,在咀嚼时承受压力和摩擦。咀嚼黏膜的上皮有角化,正角化时有明显的粒层,不全角化时粒层不明显。棘层细胞间桥明显。固有层厚,乳头多而长,与上皮嵴呈指状镶嵌。胶原纤维束粗大并排列紧密。固有层深部或直接附着在骨膜上形成黏骨膜,或借黏膜下层与骨膜相连。咀嚼黏膜与深部组织附着牢固,不能移动。

腭由两部分组成,前 2/3 为硬腭,后 1/3 为软腭。硬腭黏膜呈浅粉红色。表面角化层较厚,以正角化为主。固有层具有上述咀嚼黏膜的特征。根据有无黏膜下层可将其分为牙龈区、中间区、脂肪区和腺区。牙龈区和中间区无黏膜下层,固有层与骨膜紧密相连,脂肪和腺区有黏膜下层,其中有很多胶原纤维将脂肪和腺体分成若干大小不一、形状各异的小隔。腺区内的腺体与软腭的腺体连为一体,为纯黏液腺。

硬腭前方正中有切牙乳头。乳头的上皮下为致密的结缔组织,其中有退化的鼻腭管的口腔部分。这是一条盲管,长度不定,内衬假复层柱状上皮。上皮内还有许多杯状细胞,并有黏液腺开口于此管腔内。硬腭前方侧部有黏膜皱襞,称腭皱襞,其隆起部分由致密的结缔组织固有层组成。在中间区即腭中缝的固有层内有时可见上皮珠,在切牙乳头处更常见,细胞呈同心圆状排列,中央常发生角化,是腭突胚胎融合时留下的上皮残余。

硬腭黏膜与软腭黏膜相延续,两者有明显的分界。软腭黏膜无角化,固有层乳头少而短,黏膜下层疏松,含腭腺。

(二)特殊黏膜

特殊黏膜即舌背黏膜。尽管它在功能上属于咀嚼黏膜,但又具有一定的延伸度,属于被覆黏膜的特点。此外,舌背黏膜表面具有许多不同类型的乳头。黏膜上皮内还有味觉感受器,即味蕾。

舌背黏膜呈粉红色。上皮为复层扁平上皮,无黏膜下层,有许多舌肌纤维分布于固有层,故舌背黏膜牢固地附着于舌肌而不易滑动。舌体部的舌背黏膜表面有许多小突起,称舌乳头。根据其形态、大小和分布位置可分为丝状乳头、菌状乳头、轮廓乳头和叶状乳头。每一个乳头内部都有一个由固有层形成的轴心,称为初级乳头。初级乳头的固有层继续向上皮伸入,形成许多大小不等、数目不定的更小的突起,称为次级乳头。固有层内有丰富的血管、胶原纤维和弹性纤维。

1.丝状乳头

遍布于舌背,舌尖部最多。高 1～3 mm,尖端多向后方倾斜,末端具有毛刷样突起。乳头表面有透明角化上皮细胞。上皮的浅层细胞经常有角化和剥落现象。如角化上皮剥落延迟,同时与食物残渣、唾液、细菌等混杂,附着于乳头表面即形成舌苔。舌苔的色泽、分布、厚薄、干腻等变化可反映一些全身状况的改变。当丝状乳头萎缩时,舌面光秃。如舌苔剥脱,舌背呈地图样时称地图舌。丝状乳头在青年时期最发达,至老年渐变平滑。

2.菌状乳头

数目较少,分散于丝状乳头之间,位于舌尖和舌侧缘,呈圆形,头大颈细,高0.7～1.5 mm,直径 0.4～1.0 mm,上皮较薄,表层无角化,固有层血管丰富,因而呈红色。

有的菌状乳头上皮内可见少数味蕾,有味觉感受作用。当多个菌状乳头增生、肿胀、充血时,舌表面似草莓状,称为草莓舌。当菌状乳头、丝状乳头均萎缩,致使舌乳头消失呈光滑的片状、平如镜面时,称为光滑舌或镜面舌。

3.轮廓乳头

体积最大,数目最少,8～12 个,沿界沟前方排成一列。该乳头呈矮柱状,高1～1.5 mm,直径 1～3 mm,每个乳头的四周均有轮廓沟环绕,轮廓沟外的舌黏膜稍隆起,形成乳头的轮廓结构。表面上皮有角化,但轮廓沟壁上皮无角化,其上皮内有许多染色浅的卵圆形小体,称为味蕾。在轮廓沟底附近的舌肌纤维束间有较多纯浆液腺,即味腺或称埃伯纳腺。导管开口于轮廓沟底,其分泌物的冲洗作用可清除食物残屑,溶解食物,有助于味觉感受器发挥味觉感受作用。

4.叶状乳头

叶状乳头位于舌侧缘后部,在人类,此乳头退化,呈 5～8 条平行排列的皱襞。正常时不明显,炎症时往往肿大,且伴疼痛。

5.味蕾

味蕾是味觉感受器,为位于上皮内的卵圆形小体,长 $80\ \mu m$,厚 $40\ \mu m$。主要分布于轮廓乳头靠近轮廓沟的侧壁上皮、菌状乳头、软腭、会厌等,是上皮分化成的特殊器官。其基底部位于基底膜之上,表面由角质形成细胞覆盖,中央形成圆孔(即味孔)通于口腔。光镜下,可见构成味蕾的细胞有两种,即亮细胞和暗细胞。前者较粗大,后者较细长。细胞长轴与上皮表面垂直。近味孔处的细胞顶部有指状细胞质突起称味毛。其中舌体的菌状乳头主要感受甜、咸味,叶状乳头处味蕾主要感受酸味;轮廓乳头、软腭及会厌处味蕾主要感受苦味。

(三)被覆黏膜

口腔黏膜中除咀嚼黏膜和舌背黏膜以外者均称被覆黏膜。表面平滑,粉红色,无角化。固有层含胶原纤维、弹性纤维和网状纤维。胶原纤维束不如咀嚼黏膜者粗大,上皮与结缔组织交界比较平坦,结缔组织乳头较短粗。有较疏松的黏膜下层,被覆黏膜富有弹性,有一定的活动度。

1.唇

唇包括外侧的皮肤、内侧的黏膜及两者之间的移行部唇红。

唇黏膜上皮为无角化复层扁平上皮,中间层较厚,固有层为致密的结缔组织。其乳头短而不规则。黏膜下层较厚,与固有层无明显界限,含小唾液腺、脂肪,深部附着于口轮匝肌。唇红的上皮有角化,细胞中含较多的角蛋白;固有层乳头狭长,几乎达上皮表面,乳头中含许多毛细血管襻,血色可透过表面上皮使唇部呈朱红色。当贫血或缺氧时,唇红表现为苍白或发绀。唇红部黏膜下层无小唾液腺及皮脂腺,故易干裂。

2.颊黏膜

颊黏膜的组织结构与唇黏膜相似。上皮无角化,固有层结缔组织较致密,黏膜下层较厚,脂肪较多,有较多的小唾液腺称为颊腺。颊黏膜借黏膜下层附着于颊肌上,有一定张力,在咀嚼活动中不出现皱褶。在口角后方的颊黏膜咬合线区,有时可出现成簇的粟粒状淡黄色小颗粒,为异位皮脂腺,称福代斯斑。

3.口底和舌腹黏膜

口底黏膜较薄,松弛地附着于深层组织上。固有层乳头短,黏膜下层含脂肪组织。在舌下皱襞处有舌下腺。口底黏膜与下颌舌侧牙龈相连,两者有明显的界线,向后与舌腹黏膜相延续。

舌腹黏膜光滑而薄,上皮无角化,结缔组织乳头多而短。黏膜下层不明显,黏膜紧接舌肌束周围的结缔组织。

4.软腭黏膜

与硬腭黏膜相延续,色较硬腭深。固有层血管较多,固有层与黏膜下层之间有弹力纤维分隔。黏膜下层含黏液腺。

第四节　唾　液　腺

唾液腺是外分泌腺,其分泌物入口腔,即唾液。除腮腺、下颌下腺、舌下腺三对大唾液腺外,还有很多小唾液腺分布于口腔黏膜和黏膜下层,按其所在解剖部位而命名,如唇腺、颊腺、腭腺、舌腺、磨牙后腺等。据统计,90%的唾液来自腮腺和下颌下腺,5%来自舌下腺,5%～10%来自小唾液腺。唾液有湿润黏膜,溶解食物和促进消化的作用。

一、唾液腺的基本结构

唾液腺由实质和间质两部分组成。实质包括腺泡与导管系统;间质包括由纤维结缔组织形成的被膜与叶间或小叶间隔,其中有血管、淋巴管和神经出入。此处仅介绍实质。

(一)腺泡的基本结构及种类

腺泡连接于导管末端,由单层腺上皮细胞组成。腺泡外周有一层薄的基底膜包绕,在腺细胞和基底膜间,有肌上皮细胞附于腺细胞上。根据腺泡的形态、结构和分泌物性质的不同,可分为3种类型。

1.浆液性腺泡

呈球状,由浆液细胞组成。分泌物稀薄,呈水样,含唾液淀粉酶和少量黏液。因此更准确的名称应为浆黏液细胞。

光镜下,细胞呈锥体形,基底部较宽,紧附于基底膜上,顶端向着腔内。细胞核呈圆形,位于基底部1/3处。细胞质嗜碱性,含PAS阳性的分泌颗粒,称酶原颗粒,直径1 μm。当细胞分泌时,分泌颗粒减少,同时细胞体积变小,细胞核增大,核仁明显。

电镜下,浆液细胞具有合成、贮存和分泌蛋白质细胞的特征,表现为粗面内质网发育良好,平行排列在细胞核底部和侧方。其间有许多棒状线粒体。高尔基复合体显著,通常位于核的上方。细胞内还散在分布游离核糖体、溶酶体、含过氧化酶微体以及微丝、微管和张力细丝等。相邻细胞间可见连接复合体,如紧密连接、中间连接和桥粒。细胞顶端游离面上有微绒毛。腺腔常延伸到细胞之间,成为细胞间小管,此管有时深达基底膜。

2.黏液性腺泡

呈管状,由黏液细胞组成。酶成分较少,蛋白质与大量糖类结合,形成黏液,故其分泌物较黏稠。

光镜下,黏液细胞呈锥体形。分泌产物少时细胞核较大,色浅;分泌产物多时细胞核扁平,位于细胞底部,染色较深。因细胞质内含丰富的黏原颗粒,在固定及染色过程中,黏原颗粒常被破坏,故细胞质透明呈网状结构。

电镜下,细胞内高尔基复合体较明显,表明糖类合成较旺盛。粗面内质网和线粒体等细胞器不如浆液细胞显著,主要集中在底部和侧面。细胞内充满电子透明的分泌颗粒,这些颗粒比浆液细胞大,且形状不规则。此颗粒在分泌过程中往往呈滴状离开细胞,或呈团块状由顶部破裂的膜排入腔内。

3.混合性腺泡

由黏液细胞和浆液细胞组成。前者组成腺泡之大部分,紧接闰管;后者呈新月状覆盖于腺泡的盲端表面,又名半月板。浆液细胞的分泌物由细胞间小管通入腺泡内。

(二)导管系统的结构

唾液腺的导管系统分为闰管、分泌管、排泄管三段。前两者均位于小叶内,后者穿行于小叶间结缔组织。管径由细变粗,细胞由扁平变为柱状,由单层变为复层,最后汇集成总排泄管,将分泌物排入口腔,混合形成唾液。

1.闰管

连接腺泡与分泌管。其长短不一。若黏液细胞多,则闰管较短;反之,黏液细胞少,则闰管较长。光镜下,管壁上皮细胞为矮立方形,细胞质较少,染色较淡,细胞核位于细胞中央。电镜下,闰管细胞有浆液细胞的某些特点。在基底膜与细胞间有肌上皮细胞。

2.分泌管

与闰管相延续。管径较粗,管壁由单层柱状细胞所组成。核圆形,位于细胞中央或近基底部。细胞质丰富,呈强嗜酸性。在基底部有垂直于基底面的纵纹,所以又称纹管。电镜下,在上皮细胞基底面,细胞膜向内折,形成许多垂直的皱褶,其间夹有呈纵形排列的线粒体,构成光学显微镜下所见的纵纹。当腺泡分泌物流经分泌管时,上皮细胞能主动吸收钠,排出钾,并转运水,改变唾液的量和渗透压。此管的吸收与排泌功能受肾上腺皮质分泌的醛固酮等激素的调节,而细胞底部的折叠与密集的线粒体则起着明显的"钠泵"作用。

3.排泄管

起始于小叶内,与分泌管相延续。管壁细胞呈柱状,细胞质淡染。出小叶后穿行于小叶间结缔组织中,称小叶间导管。此时管径变粗,管壁细胞变为复层或假复层柱状上皮,此上皮除含有类似分泌管(纹管)的柱状细胞外,还含有许多小的基底样细胞,即所谓储备细胞,亦可能发挥干细胞的作用。最后,各小叶间导管汇集成更大的总排泄管,开口于口腔,其上皮逐渐变为复层鳞状上皮,并与口腔黏膜上皮融合。在黏液聚集、慢性炎症,尤其在有结石的情况下,大导管上皮可化生为柱状纤毛上皮和复层鳞状上皮。

二、唾液腺的分类及其组织学特点

(一)大唾液腺

1.腮腺

腮腺是唾液腺中最大者,全部由浆液腺泡组成,属纯浆液腺,但在新生儿腮腺中可见少量黏液细胞。腮腺闰管长,有分支;分泌管多,染色浅,与深色的腺泡形成鲜明的对照。在腺泡上皮的分泌颗粒中,除含有均质而致密的基质外,尚含有单个球形核,偏心位,电子密度明显高于基质。

正常腮腺组织内,尤其近表面部分经常出现小的淋巴结,此淋巴结结构正常。其中5%～10%的淋巴结髓质内出现导管和腺泡样结构;有时淋巴组织呈壳样包绕在腮腺腺叶外围。颈上区淋巴结虽与腮腺组织有明显分隔,但其髓质内亦可含有唾液腺组织。以上是形成唾液腺良性淋巴上皮病变、腺淋巴瘤以至恶性淋巴瘤的组织学基础。

在腮腺闰管与分泌管交接处,可见典型的皮脂腺结构或含脂肪的导管上皮细胞团;在大导管上皮内亦见有少数含黏液的杯状细胞,此细胞可因腺体慢性炎症而增多。

晶样体多出现在腮腺导管中,呈针状、指状或板状,嗜伊红着色。它既可引起周围组织的炎症,又可形成结石中心的核。

2.下颌下腺

下颌下腺是混合腺,以浆液性腺泡为主,并有少数黏液性腺泡和混合性腺泡。在混合性腺泡外围所覆盖的新月形浆液细胞比较小而少。电镜下,下颌下腺浆液性细胞较腮腺者小,底部和侧面胞膜上有许多折叠,与相邻细胞的折叠呈指状交叉。其分泌颗粒在结构上也有明显的不同,该颗粒除核大于腮腺、舌下腺者外,尚有新月形结构位于颗粒周边部,并紧贴于颗粒膜。此外,闰管比腮腺短,难以辨认,分泌管则较腮腺者长。在下颌下腺导管周围常伴有弥散的淋巴组织。皮脂腺亦见于下颌下腺,但较腮腺者少。

3.舌下腺

舌下腺由一对较大和若干个较小的腺体组成,也是一种混合腺,黏液性腺泡占主要部分,纯浆液细胞是很少的,只见于混合性腺泡的新月形细胞群中。这些细胞的分泌颗粒也与腮腺、下颌下腺者不同,不仅其颗粒基质明显少于腮腺和下颌下腺,且核的电子密度中等,有时形成单个团块,偏心位;有时形成若干碎块,分散于颗粒基质中。这些结构上的不同可能反映其各自分泌物性质间的差异,闰管和分泌管发育不良,腺泡可直接连接于排泄管的远侧小管。

(二)小唾液腺

小唾液腺包括唇腺、颊腺、舌腺、腭腺、舌腭腺和磨牙后腺等,位于黏膜下层。其中唇腺、颊腺、磨牙后腺均属混合性腺体,但以黏液性腺泡为主。电镜下唇腺仅见有黏液细胞,其间有细胞间小管,闰管长度各异,小叶间导管也很短,细胞基底部有纹。在唇腺纤维结缔组织中,浆细胞分泌 IgA,并与腺细胞分泌的分泌片结合形成分泌型 IgA,排入口腔,具有免疫作用。唇腺是唾液分泌型 IgA 的主要来源,其浓度比腮腺高 4 倍。唇腺活检是诊断舍格伦综合征的一种简便方法。

腭腺、舌腭腺均属纯黏液腺。腭腺位于硬腭的腺区、软腭和腭垂(悬雍垂);舌腭腺位于舌腭皱褶的咽部,但也可从舌下腺后部延伸至软腭。

舌腺可分成舌前腺、舌后腺和浆液腺。舌前腺位于舌腹面舌系带两侧近舌尖处黏膜下,以黏液性腺泡为主,仅有少数混合性腺泡;舌根部和舌边缘区有舌后腺,是纯黏液腺;轮廓乳头环沟下方的味腺是浆液腺,向沟内开口。

唇、颊、磨牙后区、腭、舌等处是小唾液腺的主要分布部位。因此,这些部位也是黏液囊肿和唾液腺肿瘤的好发部位。

第五节　颞下颌关节

一、髁突

(一)纤维软骨

成年人下颌骨髁突表面被覆着纤维软骨,根据软骨的结构不同,从表层至深层可分为4个带。

1.关节表面带

由致密的无血管的纤维组织构成,其中有成纤维细胞,胶原纤维为Ⅰ型胶原,排列大致与髁突关节面平行。此带一般为10列纤维细胞,位于增殖带表面。随年龄增长,此带的细胞成分逐渐减少。

2.增殖带

此带在发育期由许多密集的小细胞组成,可见有丝分裂象。此带的细胞可分化出肥大带内的成软骨细胞和软骨细胞,还能分化出成纤维细胞。增殖带是髁突软骨生长活动的部位。因此,它是髁突软骨的生长和形成中心,在关节面的改建和修复中也起重要作用。

3.肥大带

肥大带是一层富有胶原纤维的软骨带,含有软骨细胞,一般4～5列。

4.钙化软骨带

该层为髁突覆盖组织和骨之间的联系,常有钙化。

(二)骨组织

髁突的表面纤维软骨下方为骨组织,由骨密质和骨松质构成。骨密质为一薄层骨板覆盖在骨松质的外面;下方为骨松质,骨小梁的排列方向和骨密质垂直,因此有较大的支持力。年幼者骨密质较薄,骨小梁细。随着年龄的增长,骨小梁逐渐增粗,骨髓腔变小,红骨髓逐渐为脂肪组织所代替,骨密质增厚。

二、关节盘

关节盘从前到后分为前带、中带、后带及双板区。双板区构成关节盘的后附着。

（一）前带

为增厚的胶原纤维，位于髁突之前，并分为两个板。上板的纤维与关节囊和关节结节前斜面的骨膜相连，下板向下附着在髁突颈前部，两者末端与关节囊或翼外肌上头肌纤维相连，其中有血管和神经分布，其前面及下面均有滑膜衬里。前带的内侧弹性纤维较为丰富。

（二）中带

由前后方向排列的胶原纤维和弹性纤维组成，无血管、神经分布。位于髁突的前斜面与关节结节后斜面之间。

（三）后带

由胶原纤维和弹性纤维组成，但胶原纤维排列方向不定，无血管、神经分布，位于髁突与关节窝底之间。

（四）双板区

后带的后方为双板区，有上、下两个板。上板由胶原纤维和粗大的弹性纤维组成，与关节囊融合止于颞鳞缝处。下板由胶原纤维组成，有少量弹性纤维。下板向下与髁突颈部骨膜相融合。两板之间的空隙为含有大量血管和神经的疏松结缔组织及脂肪组织。

出生时关节盘及髁突表面软骨中均有血管分布，至 3～5 岁时，髁突软骨面、关节盘的中带及后带中的血管均消失，因此关节盘的修复能力是有限的。

第二章

口腔常用检查方法

第一节 X 线 检 查

X线平片为口腔颌面医学影像学检查最常用的检查方法,影像空间分辨率高,包括口内片和口外片两种:根尖片、咬合翼片、咬合片等胶片置于口内的投照方法称为口内片;胶片置于口外的投照方法称为口外片,如第三磨牙口外片、下颌骨侧位片、下颌骨后前位片、下颌骨升支切线位片、鼻颏位片、颧骨后前位片、颧弓位片、颅底位片、颞下颌关节侧斜位片、髁突经咽侧位片、X线头影测量片等。

口腔颌面部解剖结构复杂,形态不规则,投照方法特殊,因此,需要借助头面部一些体表标志和定位标志线。常用的定位标志线包括以下几种。①听眶线:外耳孔与同侧眶下缘的连线。②听眦线:外耳孔与同侧眼外眦的连线③听鼻线:外耳孔与同侧鼻翼下缘的连线。④听口线:外耳孔与同侧口角的连线。⑤听眉线:外耳孔与眉尖的连线。

一、根尖片检查

根尖片检查是牙及牙周组织疾病诊断中最常用的检查方法,是检查牙形态、髓腔、根管、根尖周及牙槽骨状况等的可靠方法,根尖片的投照方法分为分角线法及平行投照法两种。

(一)持片器的使用

持片器是保证根尖片投照质量的有效方法。使用持片器投照,胶片位置较稳定,使被检查牙位于胶片中心;可避免手指扶持胶片容易造成的上颌磨牙影像变形,如颊侧根变短、腭侧根变长;而且投照过程中口腔处于闭合状态,颌舌骨肌松弛,胶片易于就位,患者感觉较舒适;胶片边缘易于保持与磨牙咬合面平行;在持片器的辅助下,球管方向易于定位;在连续拍片时,持片器有助于保持投照重复性;持片器也有助于对患者的辐射防护。

(二)根尖片的投照方法

1.根尖片分角线投照方法

使用分角线技术投照时,X线中心线与被检查牙的长轴和胶片之间的分角线垂直,技术操作较简便。患者坐在椅子上呈直立姿势,头部应有稳定的头托支持,矢状面与地面垂直。投照上颌后牙时,听鼻线与地面平行;投照上颌前牙时,头稍低,使前牙的唇侧面与地面垂直;投照下颌后牙时,听口线与地面平行;投照下颌前牙时,头稍后仰,使前牙的唇侧面与地面垂直,胶片入射面贴于被检查牙的舌(腭)侧面。投照前牙时,胶片竖放,边缘要高出切缘约 7 mm;投照后牙时,胶片横放,边缘高出咬合面约 10 mm,以避免牙冠影像超出胶片。

牙排列不整齐、颌骨畸形时,可根据牙和胶片的位置改变中心线垂直角度。儿童或老年无牙患者上腭低平,口底较浅,中心线垂直角度应适当增加。使用数字成像设备时,因传感器或影像板难以与被检查牙贴合,也应当适当增加垂直角度。X线中心线向牙近、远中方向所倾斜的角度称为水平角度,中心线应与被检查牙邻面平行,以避免邻牙影像重叠。偏心投照法是中心线对准被检查牙,从其近中或远中投照,可辅助判断其颊舌向关系,或辅助观察某一牙根或根管的情况。

投照根尖片时,X线中心线需通过被检查牙根的中部,其在体表的位置如下:①投照上颌牙时,以外耳道口上缘至鼻尖连线为假想连线,X线中心线通过部位分别为以下几处。投照上中切牙通过鼻尖;投照上单侧中切牙及侧切牙时,通过鼻尖与投照侧鼻翼之连线的中点;投照上单尖牙时,通过投照侧鼻翼;投照上前磨牙及第一磨牙时,通过投照侧自瞳孔向下的垂直线与外耳道口上缘和鼻尖连线的交点,即颧骨前方;投照上第二磨牙和第三磨牙时,通过投照侧自外眦向下的垂线与外耳道口上缘和鼻尖连线的交点,即颧骨下缘。②在投照下颌牙时,X线中心线均在沿下颌骨下缘上 1 cm 的假想连线上,然后对准被检查牙的部位射入。

2.根尖片平行投照方法

根尖片平行投照技术是使 X线胶片与牙长轴平行,X线中心线与牙长轴和胶片垂直,投照时采用长遮线筒,使射线近似平行。X线图像可较真实地显示牙及牙周结构的形态和位置关系,影像失真较小。

(三)根尖片的正常图像

牙由牙釉质、牙本质、牙骨质及牙髓构成,牙周组织包括牙周膜、牙槽骨和牙龈。牙釉质X线密度最高,呈帽状覆盖在冠部牙本质表面;牙本质构成牙主体,X线影像密度较牙釉质稍低;牙骨质覆盖于牙根部牙本质表面,X线影像无法与牙本质区别;牙髓腔显示为低密度影像;牙槽骨的X线密度比牙低。上颌牙槽骨骨小梁呈交织状,X线片显示为颗粒状,下颌牙槽骨骨小梁呈网状结构,牙间骨小梁多呈水平方向排列;骨硬板围绕牙根,显示为均匀、连续的高密度线条状影像;牙周膜显示为包绕牙根的连续的低密度线条状影像。

二、咬合翼片检查

患者头的矢状面与地面垂直,投照切牙位时听鼻线与地面平行,投照磨牙位时咬合平面与地面平行,患者咬住翼片。中心线以+8°角通过切缘或咬合平面上方 0.5 cm 射入,X线与被照牙邻面平行。咬合翼片投照角度小,影像失真小,多用于观察邻面龋、髓腔、牙槽嵴顶等。

三、上颌前部咬合片检查

头矢状面与地面垂直,听鼻线与地面平行。

四、上颌后部咬合片检查

患者位置同上颌前部咬合片,胶片尽量向后并向被检查侧放置,胶片长轴与头的矢状面平行,嘱患者轻轻咬住胶片。X线中心线向足侧倾斜60°,水平角度与被检查侧前磨牙邻面平行,对准被检查侧眶下孔的外侧射入。

五、下颌前部咬合片检查

患者矢状面与地面垂直,头部后仰,胶片与地面呈55°,胶片置于上下颌牙之间,尽量向后放置,胶片长轴与头矢状面平行,并使胶片长轴中线位于两下中切牙之间,嘱患者轻轻咬住。X线中心线以 0°对准头矢状面,由颏部射入。

六、下颌横断咬合片检查

用于检查下颌下腺导管结石时,患者头矢状面与地面垂直,听鼻线与地面垂直,胶片放置与下颌前部咬合片相同,X线中心线对准头矢状面,经两侧下颌第一磨牙连线中点垂直胶片射入。用于检查一侧下颌骨时,将胶片向被检查侧平移,胶片外缘超出颌骨颊侧边缘约 1 cm,中心线平行于被检查部位牙长轴射入胶片中心。

七、第三磨牙口外片检查

口内片投照第三磨牙时，可能造成患者恶心、不适，尤其对于儿童患者较困难，可使用口外片投照。患者被检查侧靠片，下颌骨体长轴与暗盒平行，听鼻线与地面平行，矢状面与暗盒成45°～50°，暗盒下缘与下颌骨体下缘相平齐，暗盒与地面成75°。X线中心线以0°对准对侧下颌角后方1 cm再向上1 cm处射入。

八、华特位(鼻颏位片)检查

患者面向暗盒，头正中矢状面与暗盒垂直，并与暗盒中线重合，头后仰，听眦线与胶片成37°，鼻根对准暗盒中心。中心线经鼻根部垂直射入胶片中心，焦点胶片距离为100 cm。

鼻颏位片主要用来观察鼻窦的情况。在上颌骨肿瘤、炎症及外伤时常用。两侧上颌窦对称显示于眼眶之下。呈倒置的三角形，颞骨岩部投影于上颌窦底的下方。

九、颧骨后前位片(铁氏位)检查

听眦线与暗盒呈30°，下颌颏部紧靠暗盒中心下方1 cm处，中心线向足侧倾斜10°～15°。对准头顶部射入暗盒中心处，其他条件同鼻颏位片。鼻腔外下呈倒置三角形低密度影像为上颌窦。上颌窦外下壁与喙突间的间隙为颌间间隙。

十、颅底位片(颏顶位)检查

患者正中矢状面与暗盒垂直并与暗盒中线重合，听眶线与暗盒平行。暗盒上缘超出前额部5 cm，下缘超出枕外隆凸。中心线经两侧下颌角连线中点垂直射入胶片中心，焦点胶片距离为100 cm。可显示颅底轴位影像，颞骨岩部呈八字形显示于颅中窝处，位于枕骨大孔前外方。其内显示内耳道；颞骨岩锥前外依次可见破裂孔、卵圆孔和棘孔。枢椎齿突影像位于枕骨大孔内，双侧颧弓可同时显示。

十一、颧弓位片检查

患者位置与颅底位相同，头部后仰，使听鼻线与暗盒短轴平行，颧骨置于胶片中心，中心线对准颧弓中点，与暗盒垂直射入胶片中心。焦点胶片距离为100 cm。可清楚显示颧骨、颧弓的影像。

十二、下颌骨侧位片检查

临床上根据矢状面与暗盒的角度和中心线入射点不同可分为下颌骨升支侧

位片、下颌骨体侧位片和下颌骨尖牙位片。投照下颌骨体侧位时,被检查侧靠片,下颌体长轴与暗盒平行,暗盒与地面呈 $65°\sim70°$。中心线以 $0°$ 角对准对侧下颌角下方 1 cm 处射入,焦点胶片距离为40 cm。下颌骨升支侧位片可清楚地显示下颌骨升支、髁突及部分磨牙区,下颌骨体侧位可清楚地显示下颌骨体磨牙区,下颌骨尖牙位则以观察下颌骨尖牙区最为满意。

十三、下颌骨后前位片检查

患者正中矢状面对暗盒中线,并与暗盒垂直。上唇置于暗盒中心,中心线对准上唇,与暗盒垂直。焦点胶片距离为 100 cm。可显示上下颌骨后前位影像,常用于双侧对比观察下颌升支各部病变。

十四、下颌骨开口后前位片检查

患者正中矢状面对暗盒中线,并与暗盒垂直。听眦线与暗盒垂直,鼻根部放于暗盒中心,嘱患者尽量张大口。X线中心线向头侧倾斜 $25°$,通过鼻根部射入暗盒中心。焦点胶片距离为100 cm。此片可使髁突影像避开重叠,显示较清晰,常用于观察双侧髁突内外径向的病变。

十五、下颌骨升支切线位片检查

患者面向胶片,被检查侧下颌升支位于胶片中心,暗盒上缘包括髁突。被检查侧升支颊侧骨板与暗盒垂直,中心线对准被检查侧下颌升支后缘中部,与暗盒垂直射入胶片中心。此片可显示一侧下颌升支后前切线位的影像,下颌升支外侧密质骨板呈直线致密而整齐的影像。

十六、颞下颌关节侧斜位片(许勒位-颞下颌关节经颅侧斜位)检查

可使用颞下颌关节摄影定位架拍摄两侧开、闭口位片,共四张同摄于一张胶片上,以便于两侧对比读片。目前多拍摄双侧关节正中咬合位片。受检查侧靠片,将定位架耳塞放进外耳道内,头矢状面与暗盒平行,听眦线与听鼻线之分角线与地面平行,中心线向足侧倾斜 $25°$,对准对侧的外耳道口上方 5 cm 处射入。

许勒位可显示颞下颌关节外侧 1/3 侧斜位影像,可以显示关节窝、关节结节、髁突及关节间隙。两侧颞下颌关节形态对称。成人髁突有连续不断的、整齐、致密的薄层密质骨边缘。髁突运动正常时,在开口时一般应位于关节结节顶点后方 5 mm 至关节结节顶点前方 10 mm。正常成人颞下颌关节上间隙最宽,后间隙次之,前间隙最窄,两侧关节间隙对称。关节结节一般为弧形突起,曲线圆滑。关节窝底亦有密质骨边缘与关节结节相连续。

十七、髁突经咽侧位片检查

此摄影方法可避免髁突与颅骨影像重叠,常规将两侧髁突同摄于一张胶片上。暗盒与地面垂直,患者受检查侧靠片。髁突位于胶片中心,头矢状面与胶片平行;听鼻线和地面平行。投照时患者半张口。X线中心线向头侧、枕侧各倾斜5°射入,用近距离投照。X线球管窗口贴于对侧乙状切迹处。此片可清楚地显示髁突前后斜侧位影像。正常髁突表面圆滑,有一薄层均匀、连续、致密的密质骨边缘。

十八、X线头影测量片检查

放射检查应用于口腔正畸的诊断早在 1900 年就已由 A-Price 提出,X 线头影测量溯源于人类学颅骨测量研究,1931 年,Broadbent-Bolton 头颅固位装置的出现,保证了 X 线-患者-胶片位置关系的可重复性,实现了头颅侧位的标准化投照,使口腔颌面部结构的准确测量和对照研究成为可能。X 线头影测量术对于分析颅-颌-面部生长发育、错颌畸形的诊断、治疗设计、追踪观察和疗效评价是非常重要的,定位头颅后前位可显示冠状位影像信息,有助于观察颅-颌-面部结构的对称性。目前,X 线头影测量术已成为口腔正畸、正颌外科等临床工作中不可或缺的检查方法。

投照 X 线头影测量片的设备包括 X 线源、头颅固位装置、胶片暗盒和持片架,目前许多曲面体层机带有头颅固位装置,可投照头影测量片。

将头颅定位装置两侧耳塞放进患者外耳道口内,头矢状面与地面垂直,并与暗盒平行,听眶线与地面平行。患者轻轻咬在正中颌位。X 线垂直于患者头矢状面投照。投照正位时,患者体位与投照侧位完全相同,只是将头颅定位装置转动 90°,患者面向暗盒。

第二节　CT　检　查

CT 是计算机体层摄影的简称。英国工程师 Hounsfield 于 1971 年 9 月研制出世界上第一台 CT 机,并于 1972 年,分别在英国放射学年会和北美放射学年会上宣布了 CT 的诞生。1979 年,Houndsfield 和解决了 CT 图像重建数学方法的 Cormack 获得了诺贝尔医学生理学奖。CT 的密度分辨力高,可以分辨人体组织微小的密度差别;可准确地测量病变的大小,观察病变与周围组织结构的关系;可在 CT 引导下进行穿刺活检和介入性治疗;可辅助制订放射治疗(简称放疗)计划、评价治疗效果;可进行各种定量计算;通过注入造影剂的增强扫描,可了解被检查组织的血液供应情况、病变与血管的关系;可通过三维成像技术重建人体解剖结构的三维图像。

一、CT 的基本结构基本原理

(一)CT 的基本结构

CT 的硬件结构包括数据采集系统和图像处理系统。

1.数据采集系统

数据采集系统有扫描机架、X 线球管、发生器、准直器、探测器、对数放大器、模数转换器、接口电路等。扫描机架分为转动部分和固定部分:转动部分包括 X 线球管及其冷却系统、准直器、探测器、高压发生器等;固定部分包括扫描机架和驱动系统等。X 线球管为大功率旋转阳极 X 线球管。管电流 $100\sim600$ mA,球管热容量 $3\sim7$ MHu。CT 扫描时穿过人体的 X 线和电信号之间的能量转换是由探测器完成的,分为固体探测器和气体探测器两种。固体探测器为半导体探测器,由稀土陶瓷闪烁体吸收 X 线后发出的光信号直接耦合到光电管,放大后传送到测量电路,A/D 转换输入计算机。

2.图像处理系统

图像处理系统包括计算机、阵列处理机、存储设备、数模转换器、图像显示器、接口电路等。

(二)CT 的基本原理

CT 通过人体各种组织对 X 线具有不同衰减系数的特征,测得人体某一层面在各方向上的吸收曲线,经数学方法重建成为图像。X 线穿过任何物质时,其能量与物质的原子相互作用而减弱,减弱的程度与物质厚度及吸收系数有关。为了简化计算,可设定人体组织是由大量不同等密度单元体组成的,计算出每个单元体的衰减系数,就可以重建出 CT 图像。

为了便于定量表示,Hounsfield 定义了一个衰减系数的标度,将物体对水的相对吸收值定义为 CT 值,后人命名为 Hounsfield 单位(Hu)。水的 CT 值为 0,空气的 CT 值为 $-1\,000$,皮质骨的 CT 值为 $2\,000$。

二、CT 的常规检查

(一)检查方法

1.横断位检查

患者仰卧,听眦线垂直于检查床,做侧位定位像。在定位像上设定扫描平面平行于硬腭,扫描范围从颅底至舌骨。层厚 5～8 mm。FOV 14～18 cm,矩阵 320×320,窗宽/窗位软组织窗为 250～400 Hu/30～50 Hu;骨窗为 1 500～2 500 Hu/150～250 Hu。

2.冠状位检查

患者俯卧或仰卧,头过伸,做侧位定位像。在定位像上设定扫描平面与硬腭垂直,扫描范围从颈椎前缘至下颌颏部。层厚 5～8 mm。FOV 14～18 cm,矩阵 512×512。

(二)正常图像

1.横截面

经颅底平面扫描可见颅中窝底的卵圆孔、破裂孔,后方可见枕骨基底部及两侧颞骨岩部,前方可显示筛窦和蝶窦。在颧弓和颅中窝外侧壁之间可见颞肌影像。经上颌窦上部平面扫描可清楚地显示上颌窦腔和窦壁,鼻腔、翼内、外板,翼腭窝、翼外肌、髁突和颞下窝等。经上颌窦中部平面扫描可显示鼻咽腔、下颌升支、咬肌、茎突、乳突及腮腺等。经上颌窦底部扫描时,可显示上颌窦底部、腮腺、翼内肌、咬肌、咽旁间隙及咽腔等结构。横截面平扫后三维重建图像则可根据需要显示口腔颌面部解剖结构或病变的立体图像。

2.冠状面

经鼻咽腔平面行冠状位扫描时可显示颅中窝底部、蝶窦、茎突、下颌角、咽缩肌、翼内肌、腮腺、咽旁间隙等;经上颌窦后部冠状面扫描时,可见上颌窦、鼻腔、鼻甲、后组筛窦、眶后间隙及颞肌等结构;经上颌窦中部冠状面扫描时,可见清晰的上颌窦及其诸骨壁、眶后间隙、眶下裂、筛窦、口咽部及上、下牙槽突等结构。

三、不同部位的 CT 检查

(一)唾液腺 CT 检查

1.腮腺的 CT 检查

(1)横断位:患者仰卧,以眼眶耳线为基线,自此线平行向下扫描至下颌角。层厚5～8 mm。FOV 18～20 cm,矩阵 512×512。软组织窗成像,窗宽/窗位

250～400 Hu/30～50 Hu。

(2)冠状位:患者俯卧或仰卧,头过伸,作侧位定位像。在定位像上设定扫描平面垂直于眼眶下壁与外耳道上缘连线,或平行于下颌支后缘。扫描范围从乳突尖至下颌支前缘前方1 cm,层厚5～8 mm,FOV 16～18 cm,矩阵512×512。

(3)正常图像:在相当于下颌升支内侧下颌小舌的平面上,显示腮腺形态较完整,呈近似三角形并向外突出,腮腺由颈深筋膜浅层所覆盖,浅叶向前延伸于咬肌表面,向后与胸锁乳突肌及二腹肌后腹相邻。深叶向内延伸至下颌升支内侧,与咽旁间隙相邻,前界为翼内肌,后界为茎突及其所附着的肌肉。颈外动脉和下颌后静脉在升支后方穿越腮腺,颈内动静脉位于腺体和茎突内侧。

2.下颌下腺CT检查

(1)横断位:患者仰卧,听眦线垂直于检查床,作侧位定位像,在定位像上设定扫描平面平行于硬腭,扫描范围从硬腭至甲状切迹下 2 cm。层厚 5 mm。FOV 13～16 cm,矩阵 512×512。用软组织窗成像,窗宽/窗位 250～400 Hu/30～50 Hu。

(2)冠状位:患者俯卧或仰卧,头过伸,作侧位定位像。在定位像上设定扫描平面垂直于硬腭,扫描范围从颈椎前缘至下颌颏部。层厚 5 mm。FOV 13～16 cm,矩阵 512×512。

(3)正常图像:在横截面CT图像上,下颌下腺显示为圆形,位于下颌角的下前方,腺体大部分位于下颌舌骨肌的下面或浅面。下颌下腺后面与腮腺由筋膜分隔。下颌下腺密度一般高于腮腺。

(二)颞下颌关节的CT检查

1.检查方法

颞下颌关节检查方法包括横截面平扫和冠状面平扫,横截面平扫后冠状面、矢状面和三维图像重建,直接矢状面平扫及关节造影CT扫描等多种方法。随着CT设备的迅速更新,多层螺旋CT的不断普及,目前对颞下颌关节的CT检查主要是经横截面扫描后进行关节矢状面、冠状面及三维图像检查,已无必要进行直接矢状面和冠状面扫描,其扫描范围应包括全部关节。由于进行关节CT检查的目的,除对关节骨关节病进行诊断外,更重要的是明确或排除关节及关节周围结构的占位性病变。因此,在进行鉴别诊断需要排除面深部占位性病变时,其扫描范围应自颅底至下颌下缘 1 cm。横截面平扫最好进行连续薄层扫描,以保证重建图像的质量。在疑有关节或周围组织占位性病变时,应进行增强扫描。

近几年来,由于口腔专用锥形束CT的问世,其以低放射剂量、相对低廉的检查价格和灵活便利的后处理软件功能,使其在颞下颌关节疾病的检查和诊断中发挥越来越重要的作用。

2.正常图像

正常颞关节横截面、冠状面、矢状面均以过关节中部平面显示关节结构最为完整,可见关节骨性结构表面光滑,密质骨板厚度均匀、完整。关节造影后 CT 扫描经关节矢状位、冠状位中间层面图像特点与关节造影侧位体层片及前后位体层片大致相同。但由于关节造影 CT 检查可同时提供多个层面的图像。从而更有利于病变分析,图像质量亦明显优于关节造影体层片。

第三节 磁共振检查

磁共振成像是利用核磁共振理论,在现代计算机技术、微电子技术和超导技术的基础上实现的医学影像学检查技术,在口腔颌面部疾病诊断中已得到广泛应用,成为口腔颌面部医学影像学诊断中不可或缺的检查方法。1946 年,哈佛大学的 Purcell 和斯坦福大学的 Bloch 首次发现物质的核磁共振现象,二人因此获得 1952 年诺贝尔物理学奖。美国纽约州立大学的 Damadian 于 1971 年发现肿瘤组织的氢原子具有特殊的弛豫时间常数。1973 年,英国学者 Paul Lauterbur 获得了第一幅二维核磁共振图像。2003 年,Lauterbur和英国科学家 Peter Mansfield 获得诺贝尔生理医学奖。20 世纪 80 年代,磁共振技术开始应用于临床诊断。

磁共振成像的主要优点是以射频脉冲作为成像能量源,对人体没有辐射损害;软组织分辨力好;便于进行轴位、冠状位、矢状位及任意方位的层面成像;可进行多参数成像,显示被检查组织的 T_1、T_2 质子密度等信号对比;可观察被检查组织的功能、组织化学、生物化学等非形态学改变。

一、口腔颌面部的常规检查

选用头部专用线圈,患者仰卧,听眶线与床面垂直。矢状定位光标位于面部中线,轴位扫描线应和听眶线平行;冠状位扫描线应和听眶线垂直。扫描的中心位置确定应视临床检查和病变的具体情况而定。轴位检查的范围一般在蝶鞍至环状软骨的区域之间,冠状位的检查范围一般在上颌窦前壁至颞骨乳突的区域之间,必要时也可适当扩大检查范围。

二、不同部位的磁共振检查

(一)腮腺的磁共振检查

腮腺检查时使用头部线圈,患者仰卧,轴位扫描线和听眶线平行,冠状位扫描线和听眶线垂直,扫描的中心位置确定应视临床检查和病变的具体情况而定。以矢状像作为定位像,常规检查采用冠状位和横断位扫描。唾液腺轴位的检查范围一般在舌骨下缘至蝶鞍之间。唾液腺冠状位的检查范围一般在上颌窦前壁至颞骨乳突之间。必要时也可适当扩大检查范围。增强用法可用于唾液腺肿瘤的检查。

(二)下颌下腺的磁共振检查

下颌下腺检查时使用头部线圈或前颈线圈。患者仰卧,线圈绕患者颈部或置于颈前,下颌下区和口底置于线圈中心。纵行定位线居中,水平定位线通过双侧下颌角。以矢状像为定位像,常规扫描采用冠状位和横断位。

(三)唾液腺的磁共振检查

静态液体具有长 T_2 弛豫时间的特性,在重 T_2 加权序列上,静态液体(如唾液)呈高信号,而实质器官和快速流动的液体(如血液)表现为低信号。磁共振水成像技术已开始应用于胰胆管成像、泌尿系统成像、椎管成像等,磁共振唾液腺造影是利用水成像技术显示唾液腺导管系统影像,不需要注射造影剂,适用于唾液腺造影插管困难的患者,但目前空间分辨率较差。

(四)颞下颌关节的磁共振检查

1.检查技术

进行颞下颌关节磁共振检查最好使用专用的表面接收线圈。无专用表面线圈时,也可使用头线圈,但其图像质量远不如应用表面线圈者。一般对颞下颌关节检查,均应获取闭、开口矢状位(或斜状位)、闭口冠状位(或斜冠状位)T_1 及 T_2 图像,如有需要,最好同时获取质子密度图像,其在显示关节盘形态方面往往优于 T_1 及 T_2 图像。此外,Gd-DTPA 增强磁共振扫描图像可更清楚地显示关节盘双板区的炎性病变。

2.正常图像

(1)颞下颌关节矢状位(或斜矢状位)的正常图像:一般以经关节中间层面显示关节结构最为清晰、完整。关节盘本体部呈低信号影像,关节盘双板区呈中等信号影像,关节盘本体部与关节盘双板区之间有清楚的分界,闭口位时可见关节盘位于关节结节后斜面与髁突前斜面之间,髁顶部与关节盘后带相对应。关节盘相对髁顶部的前后关系不同个体之间可稍有差异,但一般盘分界线角(关节盘后带与双板区之间的分界线与髁突十二点位垂线之间的夹角)在±10°之内。开口矢状位(或斜矢状位)图像可见关节盘本体部前、中、后三带显示更为清晰,双板区被拉伸变长,关节盘中带与髁顶部相对应。髁突、关节窝及关节结节密质骨板均为低信号影像,而髁突及关节结节内骨髓则显示为高信号。此外,于髁突前方尚可见翼外肌上、下头影像。

(2)颞下颌关节闭口冠状位(或斜冠状位)的正常图像:可显示髁突与关节盘内-外径向的影像,一般亦以经过关节中间层面的冠状面或斜冠状面显示关节结构最为清晰、完整。关节盘内外端分别附于髁突内、外极上,一般中间及内侧关节盘较厚,而外侧较薄。

第四节 造 影 检 查

口腔颌面部有些组织结构缺乏 X 线或影像信号对比,平片无法显示。利用对比剂改变组织器官的天然对比,观察其形态和功能的检查方法称为造影检查。口腔颌面部常用的普通造影检查包括唾液腺造影、颞下颌关节造影、血管瘤瘤腔造影及窦道、瘘管造影等。数字减影造影检查是电子计算机技术、X 线摄影和造影技术相结合的检查方法。普通造影影像有许多解剖结构的重叠,影响诊断。数字减影造影术将造影影像数字化,与造影前影像的数字化信息相减,将差值信号转换成影像,消除了造影剂以外的其他影像,只需要少量对比剂就可以获得清晰的影像。数字减影血管造影可选择性进入分支血管进行造影和栓塞、化学治疗(简称化疗)等治疗。

一、唾液腺造影

唾液腺造影技术已有 100 年的历史。1904 年,Charpy 在离体腮腺中注入汞作为造影剂,进行 X 线检查;1913 年,Areelin 在人体下颌下腺导管中注入铋检查下颌下腺结石;1921 年,Sicard 和 Forestier 提出碘化油用于人体造影检查后。1925－1926 年,Barsony、Uslenghi、Carlsten 等开始报告碘化油在腮腺造影中的应用。新型造影剂的出现使唾液腺造影技术得以在临床推广应用,造影器械和技术不断改进,造影插管从 Barsony 使用的金属插管,发展为橡胶插管。1959 年,Liverud 开始使用塑料插管。在唾液腺造影技术发展过程中,人们曾将唾液腺造影和体层技术、干片摄影、立体摄影、放大摄影、数字减影等成像技术结合,进行技术改进,提高唾液腺造影的诊断能力。尽管已有多种现代影像技术应用于唾液腺疾病的诊断,唾液腺造影作为直接显示导管系统的直观检查方法,在以导管系统改变为主要征象的疾病诊断中仍具有不可替代的作用。唾液腺造影一般只限于腮腺及下颌下腺,因为腮腺和下颌下腺有较大的导管口可供注射造影剂。

(一)常用造影剂

1.复方泛影葡胺

复方泛影葡胺的结构为离子型单体,性状为无色透明或呈微黄色的水溶液,黏稠度低,流动性好,含碘量高,耐受性好,是一种毒性低、不良反应少、应用广泛的阳性对比剂,常用于各种唾液腺疾病的造影检查。制剂浓度有 60% 和 76% 两种。

2.碘化油

碘化油呈澄清微黄色黏稠油状,流动性差,表面张力大,不溶于水,分子含碘量 37%~41%,制剂浓度为 40%。常用于慢性复发性腮腺炎、涎瘘等疾病的造影检查。

(二)适应证和禁忌证

唾液腺造影适用于唾液腺慢性炎症、导管阴性结石、舍格伦综合征、唾液腺良性肥大、涎瘘等腺体自身疾病的检查,也适用于确定唾液腺周围病变与唾液腺的关系。唾液腺肿瘤也可以用唾液腺造影的方法检查。对碘过敏者及唾液腺急性炎症者不宜进行唾液腺造影检查。

(三)造影技术

导管口局部黏膜消毒后,用扩张器扩张导管口,将造影导管插入导管口。缓慢注射造影剂,拍片。造影剂用量需根据病变性质、患者年龄和反应情况决定。

(四)投照技术

注入造影剂后应立即投照,对非肿瘤性疾病,可拍侧位片及功能片,功能片是在拍摄充盈相造影片后,用 2.5% 柠檬酸或枸橼酸刺激舌背前 1/3 处,漱去口腔内造影剂,在拍摄充盈相造影片后 5 分钟,再拍摄唾液腺侧位片。

拍摄下颌下腺造影侧位时,可利用头颅定位仪投照,头矢状面与暗盒平行。下颌颏部尽量前伸,下颌体长轴与暗盒长轴平行;中心线对准对侧下颌角,垂直于暗盒投照。

(五)正常图像

从唾液腺导管口注入的造影剂,依次充盈唾液腺主导管、叶间导管、小叶间导管、小叶内导管,根据造影剂注入量的不同,可显示充盈程度不同的造影像,可显示最细小导管的造影像称为导管充盈像;继续注入造影剂可使腺泡充盈,使整个腺体呈均匀的造影剂充盈像,称为腺泡充盈像。唾液腺造影片上,导管走行方式、分支导管数目、腺体形态、副腺体等表现个体差异很大。

1.腮腺造影侧位片

导管口位于上颌第二磨牙相对颊黏膜处,主导管斜向后下走行,约半数人有副腺体。导管系统在腺体内逐级分支,逐渐变细,主导管及分支导管边缘光滑。儿童的分支导管较稀少。老年人导管管径可以变宽。

2.腮腺造影

后前位片腺体紧贴下颌升支外侧,外缘呈弧形,腺泡充盈均匀。主导管自导管口向外侧伸延;在离下颌升支外缘约 1 cm 多处转向后方并向上、下逐级分支。

3.下颌下腺造影

侧位片导管口位于舌下区前部,主导管由前上向后下方向走行,副腺体多在主导管下方。至下颌角前向下弯曲形成膝部,并分出分支导管。下颌下腺分支导管较少,短而粗。腺体外形似倒置梨形。

4.唾液腺分泌功能片

给予酸刺激后,细小分支导管逐渐变得模糊,随着时间推移,较粗大的分支导管和主导管影像变淡,逐渐消失。在拍摄唾液腺造影片后 5 分钟,拍摄唾液腺分泌功能片,水溶性造影剂应全部排空。采用腮腺造影的方法检查腺体分泌功能主观性强、干扰因素较多,因此,正确评价唾液腺功能状况,应行唾液流率检查和核医学检查。

(六)数字减影唾液腺造影

数字减影唾液腺造影可消除重叠影像的干扰,使造影图像更为清晰,并可观察造影剂注入的连续过程,有助于副腺体、腮腺与下颌骨升支重叠部分病变、导管阴性涎石等病变的诊断。

二、颞下颌关节造影

有学者于1947年首次报道成功应用颞下颌关节造影,自20世纪60年代以后,颞下颌关节造影逐渐成为颞下颌关节病临床的一项重要的检查方法。其对颞下颌关节盘位置及关节盘穿孔等病理改变的诊断曾发挥过重要作用。自20世纪80年代中期以来,随着磁共振检查在临床工作中的不断普及,并在对关节盘移位等病变的诊断方面逐步取代关节造影检查。但由于磁共振检查对于关节盘穿孔诊断的敏感度较低、很难实现实时动态观察、价格相对较高、设备仍不够普及等原因,磁共振检查目前仍不能完全取代关节造影检查。

颞下颌关节造影分为关节上腔造影和下腔造影,按造影剂不同亦可分为单纯碘水造影及双重造影。所谓双重造影是指造影时所使用的造影剂为20%～30%泛影葡胺水溶液及无菌空气。由于双重造影操作较繁杂,临床已很少应用。

(一)适应证和禁忌证

1.适应证

凡临床检查疑有关节盘穿孔、关节盘移位、关节盘附丽松弛、关节囊扩张及某些占位性病变时,均可行关节造影检查。

2.禁忌证

对碘过敏、关节局部皮肤感染及有出血性疾病和使用抗凝药物的患者一般亦宜避免关节造影检查。

(二)造影技术

1.关节上腔造影

常规碘酒、75%乙醇(酒精)消毒局部皮肤,于大开口位,耳屏前1 cm处进针,针尖朝向前、上内,抵达关节结节后斜面。将穿刺针稍向后退,注入少许2%利多卡因,如无阻力且可回吸,一般可确认针已进入关节上腔。吸出已注入关节上腔的利多卡因后,注入20%～30%,泛影葡胺水剂1.0～1.2 mL,必要时可适当增加造影剂,一般不超过50%。进行双重造影时,首先注入30%泛影葡胺0.3～0.4 mL,然后注入无菌空气0.5～1.0 mL。

2.关节下腔造影

常规碘酒、乙醇消毒局部皮肤,于患者保持小开口体位下进行穿刺。左侧关节下腔造影时,穿刺点相当于髁突后斜面两点处,右侧关节下腔造影时,穿刺点相当于髁突后斜面十点处。穿刺针直抵髁突后斜面,可见针尖随髁突活动,然后将针尖向上、向内滑入关节下腔,注入2%利多卡因(0.1～0.3 mL),如无阻力且可回吸,则一般可确认针已进入关节下腔。吸出所注入的利多卡因后注入 20%～30%泛影葡胺水剂 0.5～0.8 mL,必要时可适当增加造影剂,一般不超过 30%。进行双重造影时,可首先注入 30%泛影葡胺水剂 0.2～0.4 mL,然后注入无菌空气0.2～0.4 mL。

3.数字减影关节造影

一般多仅行关节上腔造影。其穿刺技术与前述关节上腔造影技术相同,但在确认针进入关节上腔后,将留置针头与充满造影剂的延伸导管连接,导管后端连接 2 mL 注射器。在减影造影过程中,应嘱患者不得移动头位,否则会影响减影造影图像的质量。

(三)正常图像

1.关节上腔碘水造影

关节上腔碘水造影一般拍摄关节侧位体层闭、开口位片,许勒位片及前后位体层片。其中对临床诊断帮助较大的为前三种图像。关节上腔造影侧位体层闭口位片和许勒位闭口位均可见上腔造影剂呈"S"形,前后造影剂分布均匀,中间较窄。造影剂下缘为关节盘本体部及其颞前后附着的上缘影像。关节盘本体部位于关节结节后斜面和髁突前斜面之间,呈低密度影像,关节盘后带位于髁突横嵴之上。于许勒位闭口造影图像上,尚可见一半月形影像遮盖部分髁突,为关节上腔中部和内侧造影剂形成的图像。关节上腔造影侧位体层开口位片上,关节上腔前部造影剂基本消失,而后部造影剂扩张明显。髁顶部与关节盘中带相对应。在前后位闭口体层片上,关节上腔造影剂呈圆弧形,内侧造影剂较外侧稍多。髁突与造影剂之间主要为关节盘所占据,呈低密度影像,中间及内侧较宽,外侧较窄。

2.关节下腔碘水造影

关节下腔造影一般仅拍摄关节侧位体层闭、开口位片。由于造影剂影像与颅骨影像重叠,关节下腔造影许勒位闭口片常常由于图像混乱,影响判读而缺乏诊断价值。

关节下腔造影侧位体层闭口位片可见造影剂覆盖于髁突表面,髁顶部造影剂影像较薄。关节盘位于造影剂上缘与关节窝顶之间,呈低密度影像。关节盘后带位于髁顶上方。关节下腔造影侧位体层开口位片,髁突后部造影剂形态类似半个心脏,而髁突前部造影剂基本消失,关节盘中带与髁顶部相对应。

数字减影关节造影正常图像特征与关节上腔造影许勒位闭口片基本相同。由于数字减影造影图像消除了颅骨影像重叠的干扰,使造影剂图像更为清晰,对关节盘穿孔,特别是关节盘小穿孔的诊断具有重要价值。

三、血管瘤瘤腔造影

瘤腔造影用于检查口腔颌面部血管畸形病变范围及血液回流情况,多采用60%泛影葡胺为造影剂,根据病变大小及回流速度决定造影剂用量。造影前需做碘过敏试验。造影时患者取卧位,穿刺点可选血管瘤的远心部位,也可采用两点穿刺。确认有回血时,注入造影剂。一般均需拍摄正、侧位片,曝光范围应包括全部病变区及回流静脉。

四、窦道、瘘管造影

临床上多用于检查鳃裂瘘、甲状舌管瘘等疾病以及炎症、损伤造成的窦道或瘘管;用以诊断窦道或瘘管的范围和走行方向,可直接从窦道或瘘管口注入造影剂,一般采用40%碘化油。

五、数字减影选择性动脉造影术

动脉造影术是通过观察动脉主干及其分支的走形、分布、范围及动静脉循环等情况,从而对头颈部血管性病变和肿瘤进行定位和定性诊断。口腔颌面部病变一般行选择性颈外动脉造影,且有时需要行颈外动脉分支超选择性造影。对涉及颈内动脉及椎动脉的病变,则需行颈内动脉及椎动脉造影。因头面部结构复杂,为避免重叠,并提高图像清晰度,目前常规采用数字减影血管造影技术。

(一)适应证和禁忌证

1.适应证

数字减影选择性动脉造影术的适应证:①头颈部脉管性疾病,包括动静脉畸形、动静脉瘘、动脉瘤和混合型血管畸形等。②头颈部高血运肿瘤,如颈动脉体瘤、颈静脉球瘤、鼻咽纤维血管瘤及其他术前考虑为血运丰富的良、恶性肿瘤。③观察头颈部肿物与大动脉的关系及颅内 Willis 环情况。

2.禁忌证

禁忌证包括严重高血压、动脉粥样硬化、糖尿病及严重心、肝、肾功能障碍者。

(二)操作技术常规

采用 Seldinger 技术经股动脉插管。在腹股沟中点附近触摸股动脉搏动最强处。距此远心端2 cm处皮肤切开约 2 mm 长小切口,以使穿刺针和导管进入时无阻力。穿刺成功后应有持续喷血,此时将短导丝经穿刺针插入动脉,一般导丝应插入血管 20 cm 左右。若导丝送入血管无阻力则表明其在动脉主干内位置良好,则可拔出穿刺针,否则应在透视下调整。然后,经导丝送入大小合适的动脉鞘。动脉鞘的作用在于方便反复置换导管。且可反复注入肝素盐水冲洗。选择性动脉插管应选择大小、形态合适的导管,如4-6F多用途导管或椎动脉导管,一般双侧颈总动脉、椎动脉均可直接插入;若主动脉弓明显迂曲左侧颈总动脉较难选入,可采用 Cobra 导管。颈外动脉分支超选择性插管多需采用导丝引导,进出导丝应在透视监视下进行,操作应轻柔。遇阻力不可强行进入,特别是对于动脉粥样硬化者更应慎重。一般导丝在体内停留时间不宜超过 90 秒,否则易形成血栓。造影剂可分为离子型和非离子型造影剂。离子型造影剂只适于碘过敏试验阴性者,其造影剂反应一般较大;而非离子型造影剂反应较小,可用于碘过敏试验阳性者。对于有危险因素的患者,如肝肾功能不全、心脏病、糖尿病及过敏体质者应使用非离子型造影剂。造影完成后,股动脉穿刺点压迫 10~15 分钟,加压包扎。

（三）正常图像

颈外动脉造影可观察颈外动脉各个分支的走形、数目、分布等情况。颈外动脉共有 8 个分支,自下而上为甲状腺上动脉、咽升动脉、舌动脉、面动脉、枕动脉、耳后动脉、颞浅动脉与上颌动脉。其中上颌动脉、面动脉及舌动脉与口腔颌面部病变关系密切,常需超选择性插管。另外,因上颌动脉、枕动脉及咽升动脉与颅内血管可能存在吻合支,在超选择性造影图像中应对其分支进行仔细分析。对于病变区的血管,应连续观察其动脉期、微血管期及静脉期。颈内动脉在颅外段一般无分支,其形态光滑均匀,走形固定,但入颅后迅速发出多个分支,其中尤以眼动脉较为重要,应仔细分析其与颌面部病变的供血支是否形成交通。椎动脉在入颅前可发出多个分支,应分析其与颌面部病变是否有关。

第三章

牙 周 病

第一节　牙周病概论

一、概述

牙周病是一种古老而常见的疾病,自古以来牙周病就伴随着人类存在。目前在我国有 2/3 的成年人患有牙周病,它是 35 岁以上人群失牙的主要原因。牙周病不仅会导致牙齿的松动脱落,严重者还会影响咀嚼功能,加重胃肠道的负担;再者,牙周病患牙还可能作为感染病灶,造成或加剧某些全身疾病,如亚急性细菌性心内膜炎、风湿性关节炎、类风湿性关节炎、肾小球肾炎、虹膜炎及多形红斑等,其对人类的健康危害极大。

口腔内的环境,如温度、水分、营养、氧气和酸碱度都适合于细菌的生长、发育和繁殖。牙周组织复杂的生态环境造成牙周微生物种类繁多,数量极大,寄生期长,与宿主终生相伴的特点。近年来,随着现代微生物学、免疫学、微生态学及分子生物学等学科的发展和电子显微镜、免疫荧光、免疫组化、单克隆抗体技术的应用,对牙周病的病因、病理、诊断、治疗和预防都有长足的认识。

二、牙周组织结构

牙周组织是指包围牙齿并支持牙齿的软硬组织,由牙龈、牙周膜、牙骨质和牙槽骨组成(图 3-1)。牙齿依靠牙周组织牢固地附着于牙槽骨内,称为龈牙结合部,主要具有承受咬合的功能。

(一)牙龈

牙龈由覆盖于牙槽突和牙颈部的口腔黏膜上皮及其下方的结缔组织构成。按解剖部位分为游离龈、附着龈和牙间乳头三部分。游离龈也称边缘龈,宽约

1 mm,呈领圈状包绕牙颈部,正常呈淡红色,菲薄且紧贴牙面,表面覆以角化复层鳞状上皮,其与牙面之间形成的"V"形浅沟为龈沟,正常深度为1～2 mm,平均1.8 mm,沟底位于釉牙骨质界处。

附着龈与游离龈相连续。其复层鳞状上皮下方没有黏膜下层,故呈粉红色,坚韧而不能移动,表面有橘皮样的点状凹陷称点彩。它是由数个上皮钉突融合并向结缔组织内突起而形成的。牙间乳头呈锥形充满于相邻两牙接触区根方,其由两个乳头(即唇颊侧和舌腭侧的乳头)及在邻面接触区下方汇合略凹的龈谷构成。龈谷上皮无角化,无钉突。

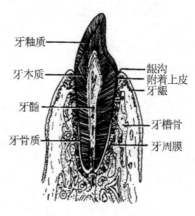

图 3-1　牙周组织结构

(二)牙周膜

牙周膜亦称牙周韧带,由许多成束状的胶原纤维以及束间的结缔组织所构成。这些纤维一端埋入牙骨质内,另一端埋入牙槽骨,借此将牙齿悬吊固定于牙槽骨窝内。牙周膜宽度0.15～0.38 mm,在X线片上呈现围绕牙根的窄黑线。正常情况下牙周膜的纤维呈波纹状,使牙齿有微小的生理性动度。牙周膜内成纤维细胞具有较强的合成胶原的能力,不断形成新的主纤维和牙骨质,并实现牙槽骨的改建。牙周膜内有丰富的血管和神经,可感受痛觉、触觉并准确判断加于牙齿上的压力大小、位置和方向。

(三)牙骨质

牙骨质呈板层样被覆于牙根表面。在牙颈部的牙骨质与釉质交界处(即釉牙骨质界)有3种形式(图3-2):①牙骨质与牙釉质不相连接,其间牙本质暴露,占5%～10%。②牙髓与牙釉质端口相接,占30%。③牙骨质覆盖牙釉质,占60%～65%。第一种情况,当发生牙龈退缩而暴露牙颈部易产生牙本质过敏。

牙骨质内仅有少量细胞,无血管、神经及淋巴组织,没有生理性改建。在牙周病治疗过程中,牙周膜细胞分化出成牙骨质细胞,新牙骨质沉积于牙根表面,并将新形成的牙周膜纤维埋于其中,形成牙周新附着。

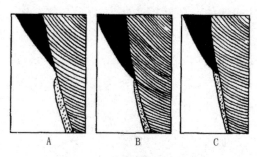

图 3-2 釉牙骨质界的 3 种形式

A.牙骨质与牙釉质不相连接;B.牙骨质与牙釉质端口相接;C.牙骨质覆盖牙釉质

(四)牙槽骨

牙槽骨即颌骨包绕牙根周围的牙槽突起部分,由容纳牙根的凹窝(牙槽窝)和其游离端的牙槽嵴顶构成。牙槽骨的代谢和改建相当活跃,其形成、吸收及形态改变均随牙齿位置和功能状态而变化。正常情况下,𬌗力使牙槽骨吸收和新生保持平衡。X 线片上构成牙槽窝内壁的固有牙槽骨呈致密白线,称为硬骨板。当牙槽骨因炎症或𬌗创伤等发生吸收时,硬骨板模糊、中断甚至消失。正畸治疗时,牙槽骨随𬌗力发生改变。在受压力侧,牙槽骨发生吸收;牵引侧有新骨生成。

(五)龈牙结合部

龈牙结合部指牙龈组织借结合上皮与牙齿表面连接,良好地封闭了软硬组织的交界处(图 3-3)。结合上皮为复层鳞状上皮,呈领圈状包绕牙颈部,位于龈沟内上皮根方,与牙面的附着由半桥粒体和基底板连接。结合上皮无角化层,无上皮钉突,上皮通透性较高,较易为机械力所穿透或撕裂。牙周探针易穿透结合上皮;深部刮治时,器械较易伤及结合上皮。结合上皮大约 5 天更新一次,表皮脱落细胞可连同入侵细菌脱落到龈沟内。如果上皮附着被手术剥离,1 周左右可重建。

龈沟内上皮亦为无角化的复层鳞状上皮,具有一定的双向通透性,其下方有大量的血管丛,其中多为静脉,一些蛋白分子、抗原、抗体、酶类以及各种细胞成分经沟内上皮进入龈沟,形成龈沟液,当受到细菌、化学、机械等方面的刺激,血管丛的通透性增加,龈沟液的量增加。

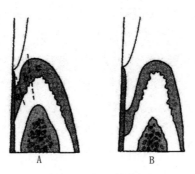

图 3-3　龈牙结合部

三、口腔生态环境

(一)口腔及牙周的生态环境

口腔内有上百种微生物,包括细菌(需氧菌、兼性厌氧菌和专性厌氧菌),还有真菌、酵母菌、支原体、原虫和病毒。唾液中细菌为 $1.5 \times 10^8/mL$,牙菌斑中细菌则更多,每克湿重中约为 5×10^{11} 个。从婴儿分娩后3～4小时始,口腔即有微生物存在,自此伴随人一生直到死亡。

寄居口腔各部位的微生物群,正常情况下,处于共生、竞争和拮抗状态,以此保持菌群间的相对平衡以及与菌群宿主之间的动态平衡。一般情况下对人体无害,不致病,这与人体其他三大菌库(皮肤、结肠和阴道)一样对维护人体尤其是口腔的健康极为有利,故称为正常菌群。口腔正常菌群的种类和数量随饮食、年龄、机体状态、卫生习惯不同而有所差异,在不同个体或是同一个体不同部位亦存在明显差异,故正常菌群是可变而相对的。

正常菌群之间及其与宿主之间的相互作用称为生态系。当生态系中微生物之间以及微生物与宿主之间处于平衡的状态,就能保持宿主健康。当正常菌群失去相互制约,或微生物和宿主失去平衡时都可以导致疾病。牙周组织特殊的解剖结构和理化性质各异,牙周袋形成有氧和无氧各种不同氧张力环境和许多特殊的微环境,并提供各种细菌生长的恒定温度(35～37 ℃)、湿度和营养底物,这为许多微生物的生长、繁殖和定居提供适宜的环境和条件。

(二)影响牙周生态系的因素

1.唾液的作用

唾液主要由颌下腺、腮腺、舌下腺分泌,还有许多口腔黏膜小腺体的分泌。一般 24 小时总唾液量为0.7～1.5 L,白天活动时分泌较睡眠时为多,咀嚼时较休息时为多,唾液流量及流速因人而异。其成分为 99.5％水分及 0.5％固体成分。固体成分中有蛋白质、糖类、氨基酸、尿素、氨、抗体、酶类和各种无机盐类以及脱落上皮细胞、白细胞、细菌及食物残渣。唾液酸碱度范围为 5.6～7.6(平均 6.8)。这相对恒定的pH主要通过唾液的缓冲来保持,还受饮食(尤其是食糖量)和唾液流率的影响,唾液 pH 对口腔正常菌群的构成影响甚大。唾液的缓冲作用与分泌速度有直接关系,分泌快,缓冲量大。唾液 pH 还决定于碳酸盐离子的浓度及溶解的二氧化碳的比例。口腔内各部位受进食影响,pH 会有较大幅度波动。而在牙周袋内,受干扰少,pH 变化不大,有利于嗜酸或嗜碱细菌的生存。

新鲜唾液的氧化还原电位(Eh)为＋240～＋400 MV,有利于需氧菌或兼性厌氧菌的生长。唾液 pH 通过氧化还原电位间接影响微生物的生长。当 pH 降低时,Eh 为正值;pH 升高时,Eh 为负值。唾液中的还原物质能使 Eh 下降,有利于厌氧菌的生长。唾液对口腔黏膜及牙齿表面有润滑和保护作用;唾液的流动机械清洗口腔,将食物残渣和口腔细菌带到消化道;维持口腔的酸、碱平衡,发挥缓冲作用;唾液含有很多抗菌成分,可有利于抗感染并参与免疫反应;对控制菌斑活动,保持口腔健康起积极作用。

2.龈沟液的作用

龈沟液为龈沟底下方结缔组织渗出的液体。正常时龈沟液分泌很少,甚至无分泌。当炎症状态时,牙龈血管扩张,通透性增高,龈沟内渗出液增多。目前多数学者认为观察龈沟液是区别正常牙龈与炎性牙龈的重要临床方法;龈沟液量和质的变化,可用作评价牙龈或牙周炎症程度的指标之一。健康龈沟液成分与血清相似,其中含有大量嗜中性白细胞、淋巴细胞及吞噬细胞,还有脱落上皮细胞和细菌、糖类、蛋白质、酶类以及代谢产物和无机盐类。这些成分在牙龈炎症时比健康时明显增多。钙和磷高出血清 3 倍,这对龈下牙石的形成有利。

龈沟液有以下保护作用。①机械清洗作用:将沟内细菌和颗粒冲洗清除。②黏附作用:龈沟上皮分泌一种血清蛋白,可以增强上皮与牙面的黏附力。③防御作用:龈沟液中含的吞噬细胞、抗体、溶菌酶,可以吞噬和破坏细菌。牙龈炎症明显时,其防御反应增强。

龈沟作为一个相对隐蔽的场所,口腔一般卫生措施(含漱、刷牙等)以及唾液冲洗作用和食物的摩擦作用均难以影响到微生物的停留和繁殖。氧化还原电势可降至－300 mV 以下,富含糖、蛋白质、无机盐的龈沟液等便利条件均为各种细菌的生长,尤其是不具备附着能力的、毒性较强的革兰阴性厌氧杆菌、活动菌和螺旋体等,提供了一个极有利的生长场所。

四、病因

(一)主要致病因素

1.菌斑细菌是牙周病的始动因素

1965 年,Loe 设计实验性龈炎,12 名牙科大学生(志愿者),停止口腔卫生措施(刷牙)。第 10 天开始,堆积于牙面的菌斑造成牙龈充血、水肿,开始早期边缘性龈炎。直到第 21 天,龈炎随时间推移而明显加重;实验结束,恢复刷牙,清除牙面菌斑,龈炎渐消,口腔恢复了健康。流行病学调查亦发现,口腔卫生差者,牙周病发生率高于口腔卫生好者。动物实验证实,将细钢丝或线栓结在牙颈部不会引起龈炎,加用有细菌的食物饲养,可造成动物的实验性牙周炎。甲硝唑及四环素等抗生素的应用可以减轻牙周病症状。

口腔内存在有上百种微生物,依不同的生物学特性栖息在口腔内不同部位。厌氧培养技术的不断改进和完善,专性及兼性厌氧菌的检出率大大提高,厌氧菌亦是正常菌群的主要成分。龈袋和牙周袋内氧化还原电势低,其龈下菌斑以厌氧菌占优势。革兰厌氧菌感染的特性与牙周病症状相符,说明两者之间存在密切关系:①革兰阴性厌氧菌属口腔正常菌群的组成部分,其感染可为内源性感染。②当机体抵抗力下降或局部血液供应障碍以及菌群比例失调时,革兰阴性厌氧菌为条件致病菌。③呈现多种厌氧菌共同造成混合感染致病。④引起的病变多呈慢性顽固性,有复发倾向,临床上常表现为炎症、脓肿或组织坏死、分泌物有臭味等。⑤大多数菌含有作用力强的内毒素。⑥用甲硝唑等抗生素可有效控制牙周病症状。从这几个方面来看,革兰阴性厌氧菌与牙周病之间存在密切的联系。

2.细菌致病机制

细菌致病性包括:①在体表被膜或结构存活或穿入体表侵入宿主;②在体内繁殖;③抑制宿主的防御机制;④对宿主起损伤作用;⑤引起组织和宿主的特异性反应,间接造成组织损伤。

3.牙周菌斑

牙(根)面的细菌因牙周区域不同的生态环境,其细菌的组成差异很大,故分为龈上菌斑和龈下菌斑。龈上菌斑包括牙冠各部的菌斑,如𬌗面点隙沟裂菌斑、光滑面菌斑、邻面菌斑和颈缘菌斑。龈上菌斑主要由增生的微生物和基质组成,微生物以需氧菌或兼性厌氧菌为主,如革兰阳性丝状菌和口腔链球菌、一些脱落的上皮细胞、白细胞和巨噬细胞等成分。基质含有机质和无机质两部分,有机质为糖类、蛋白质和脂类,无机成分主要有钙和磷,还有少量的镁、钾和钠,无机成分含量高与菌斑的钙化、牙石的形成关系密切。龈下菌斑是龈上菌斑的延续。紧贴牙根面的菌斑组成主要是革兰阳性丝状菌,但由于牙周袋特殊的理化环境,为大量可动菌、厌氧菌的生长提供了极为有利的条件,龈下菌斑中与牙周病关系密切的细菌包括厌氧弧菌、螺旋体、产黑色素类杆菌、伴放线杆菌、嗜二氧化碳噬纤维菌等。

通过电镜观察,牙周病患者的牙周袋内壁上皮多处溃疡,上皮下方结缔组织内有各种细菌入侵,有的细菌能达到其下方的牙槽骨和牙骨质。细菌通过自身的酶类,如透明质酸酶、胶原酶、硫酸软骨素酶、蛋白酶、核酸酶等,对结缔组织产生破坏,成纤维细胞抑制因子使胶原合成减少,附着丧失。如放线共生放线杆菌的白细胞毒素、多形白细胞趋化抑制因子和淋巴因子就可以降低宿主这方面的防御功能。尤其应关注的是革兰阴性杆菌细胞壁、细胞膜或荚膜上的脂多糖内毒素、脂磷壁酸、肽聚糖、胞壁酰二肽等物质以及某些细菌的囊性物质,均能够直接或间接刺激破骨细胞引起骨吸收。

(二)协同因素

协同因素分为局部因素与全身性因素。

1.局部因素

(1)牙石:牙石是附着于牙面上的钙化或正在钙化的以菌斑为基质的团块。牙石以牙龈边缘为界,分龈上牙石与龈下牙石。龈上牙石呈淡黄色,常发生于腮腺导管口附近的上颌后牙颊面以及舌下腺导管口的下前牙舌面。而龈下牙石附着于龈沟或牙周袋内的根面上,呈黑色,质地较硬,呈砂粒状或片状,附着很牢,不易直接观察,需用探针做检查。

牙石形成有 3 个基本步骤:获得性膜形成、菌斑成熟和矿物化。牙石由菌斑和软垢钙化而成,在菌斑形成 2～14 天中都可以进行钙化。菌斑钙化形成牙石,牙石提供菌斑继续积聚的核心,在牙石粗糙表面堆积有未钙化的菌斑。菌斑和牙石均可致病,因有牙石的存在及其表面菌斑的刺激,会产生机械压迫以及持续性刺激作用,加重了牙龈出血和牙槽骨吸收、牙周袋加深等情况,加速了牙周病的发展。通过电镜观察,牙石附着于牙面的方式有:①依靠牙菌斑附着;②渗入牙骨质或牙本质表层;③牙石无机盐结晶与牙结构结合。

(2)食物嵌塞:在咀嚼过程中,食物楔入相邻两牙的牙间隙内,称为食物嵌塞。由于塞入的食物机械压迫作用和细菌的代谢作用造成牙周炎症的发生,还可以引起和加重口臭、牙槽骨吸收、牙龈退缩及邻(根)面龋等。食物嵌塞原因复杂,可由牙齿松动或移位、咬合面异常磨耗造成牙尖陡峻、牙齿排列不整齐、接触点异常或是邻面不良修复体所致。

(3)不良修复体:义齿修复时桩冠及全冠边缘的不密合,牙体缺损的充填材料如复合树脂、银汞合金等形成的悬突,贴面时边缘粗糙以及不符合生理要求的义齿均有助于颈缘菌斑的堆积而加重牙周炎症。

(4)正畸治疗:矫治器的使用给口腔的清洁卫生带来一定困难,口腔内菌斑堆积增多,会产生暂时性的龈炎。

(5)牙列不齐:牙齿的错位、扭转、过长或萌出不足等,牙齿间接触不良,容易造成菌斑滞留,妨碍口腔清洁工作,牙龈及牙周组织的炎症易于产生和发展。

(6)不良习惯:开唇露齿,以口呼吸患者多见,上前牙牙龈通常较干燥,牙面的正常唾液清洁作用减少,易患肥大性龈炎。

(7)吸烟:吸烟时烟草燃烧产生的温度和积聚的产物是局部性刺激物,使牙龈角化增加;焦油沉积在牙面上形成烟斑,不仅使牙齿着黄色、褐色或黑色,并常与菌斑牙石结合,渗透到牙釉质甚至牙本质小管内。

2.全身性因素

研究证实没有一种全身因素可以引起牙周病,但可以促进牙周病的发生和发展。

(1)糖尿病:患者易发生牙龈出血、牙周脓肿、牙齿移位等症状。这主要是由于糖尿病造成牙周组织内的小血管壁和基膜增厚,管腔闭塞,牙周组织供氧不足和代谢产物堆积,这大大降低了牙周组织对感染的抵抗力。

(2)性激素水平:青春期、月经期及妊娠期的内分泌激素水平的变化,可加重牙周组织对局部刺激因素的反应性,而导致青春期龈炎、妊娠性龈炎及妊娠瘤等改变。这是由于牙龈里含有性激素的蛋白受体,如雌激素可促使牙龈上皮过度角化、刺激骨和纤维组织的形成。黄体酮可造成牙龈微血管扩张、充血、循环淤滞、渗出增加,炎症加重。

(3)血液疾病:贫血、白血病及再生障碍性贫血等疾病常伴有牙龈苍白、溃疡、肿大或自发性出血,妨碍口腔卫生,易合并感染。

(4)遗传因素:一些基因异常有家庭遗传背景的疾病如青少年牙周炎、粒性白细胞减少症、Down综合征、掌跖角化牙周破坏综合征等,常伴有多形核细胞缺陷,加重牙周病进程。

(5)其他因素。①药物因素:抗癫痫病药物苯妥英钠有增强牙龈成纤维细胞合成蛋白质和胶原的能力,因此半数服药者出现牙龈增生呈球状遮掩牙冠。其他还有环孢菌素 A、硝苯地平等也有类似作用。②维生素 C 缺乏症：由于维生素 C 摄入、吸收障碍，致使牙龈出血，牙齿松动等，大量补充维生素 C 可使症状有明显缓解。

五、症状体征

(一)牙龈炎症

炎症时牙龈色泽呈鲜红或暗红色，牙龈肿胀使龈缘变厚，牙间乳头圆钝，与牙面分离。组织水肿使点彩消失，表面光亮，质地松软脆弱，缺乏弹性。如是增生性炎症，上皮增殖变厚，胶原纤维增殖，牙龈变得坚硬肥厚。健康牙龈的牙龈沟深度不超过 2 mm。当发生炎症时，因牙龈肿胀或增生，龈沟加深。如果上皮附着水平没有明显改变，称为龈袋。当牙周袋形成时，袋底结合上皮向根方增殖，上皮附着水平丧失。

(二)牙龈出血

牙龈出血是患者最常见的主诉症状，多在刷牙或咬硬食物时发生，严重时可有自发性出血。牙龈出血可视为牙周病的早期症状，探诊后出血，对判断牙周炎症的活动性极具意义。而当牙龈组织纤维增生改变时，牙龈坚实极少出血。

(三)口腔异味或口臭

牙周病患者常出现口腔气味异常，患者自觉口内有血腥味，严重者可从患者呼出的气味中闻到。造成口臭的原因最常见的是牙周菌斑的代谢产物和滞留的食物残渣，尤其是挥发性食物。其他由鼻道、鼻旁窦、扁桃体、肺及消化道疾病也会伴有特殊的口臭。

(四)牙周袋形成

牙周袋的形成是牙周病一大特征性改变。牙龈因炎症刺激沟内上皮肿胀、溃疡，沟底结合上皮不规则向根方剥离，结缔组织水肿，慢性炎症细胞浸润，大量增生的毛细血管扩张充血。牙根面暴露于牙周袋内，有牙石、菌斑覆盖。牙周袋内牙骨质因菌斑细菌产酸及酶等化学物质的作用而发生脱矿和软化，易发生根面龋。更有甚之，细菌及内毒素可通过牙骨质深达其下方的牙本质小管，这些改变均加重牙周组织从牙根面上剥离而成深牙周袋。袋内菌斑、软垢、食物碎屑等毒性较大的内容物刺激加重了牙周组织炎症。

牙齿各根面牙周袋的深度不一，通常邻面牙周袋最深，该处最易堆积菌斑，最早受到炎症的侵袭。因此，探查牙周袋就按牙齿颊(唇)、舌(腭)侧之远、中、近三点做测量记录。牙周检查时,应采用带刻度的牙周探针,支点稳,力量适宜(20~25 g)压力,即将探针轻轻插入指甲沟而不致疼痛的力量,方向不偏,与牙齿长轴方向一致,这样才能准确反映牙周袋的真实情况。

(五)牙槽骨吸收

牙槽骨吸收是牙周病另一大特征性改变。牙槽骨是人体骨骼系统中代谢和改建最活跃的部分。在生理情况下,牙槽骨的吸收与再生是平衡的,故骨的高度保持不变。当牙龈组织中的炎症向深部牙周组织扩展到牙槽骨附近,骨表面和骨髓腔内分化出破骨细胞和吞噬细胞,牙槽骨呈现水平状吸收;距炎症较远处,又有骨的修复性再生,新骨的形成可减缓牙槽骨的丧失速度。后者是牙周治疗的骨质修复的生物学基础。𬌗创伤是牙槽骨吸收的又一原因。由于牙周支持组织的病变,𬌗创伤时常发生。牙齿的压力侧牙槽骨发生明显垂直吸收。牙槽骨吸收可以用 X 线片来显示。早期牙槽骨吸收,X 线片上可表现为牙槽嵴顶的硬骨板消失或模糊,嵴顶的吸收使牙槽间隔由尖变平,甚至呈火山状的凹陷,随之是牙槽骨高度降低。正常情况下,牙槽骨嵴顶到釉牙骨质界的距离为1~2 mm,若超过 2 mm 可认为是牙槽骨发生吸收。X 线片仅能反映牙齿近、远中的骨质破坏情况,而颊、舌侧骨板与牙齿重叠而无法清晰显示。牙槽骨吸收的程度一般分为3度。①Ⅰ°吸收:牙槽骨吸收高度不超过根长 1/3。②Ⅱ°吸收:牙槽骨吸收高度超过根长 1/3;但低于根长 2/3。③Ⅲ°吸收:牙槽骨吸收高度超过根长 2/3。

(六)牙齿松动、移位

正常情况下,牙齿有水平方向的轻微动度。引起牙齿松、动移位的主要原因:①牙周组织炎症,尤其是牙槽骨吸收到一定程度(超过根长 1/2),冠根比例失调者;②𬌗创伤。

牙齿松动还可出现于妊娠期及牙周手术时,一经控制,松动度可下降,松动度可视其程度,依方向记录 3 级。①一级:仅有颊(唇)舌(腭)侧向动度,其范围≤1 mm。②二级:除有颊(唇)舌(腭)侧向动度,亦有水平方向动度,其范围≤2 mm。③三级:水平向动度>2 mm 或出现垂直向松动。

牙周病常常无明显疼痛等自觉症状,而一个或多个牙齿移位是促使患者就诊的主要原因。牙周病患牙长期受炎症侵扰,牙槽骨吸收,支持组织减少,发生继发性𬌗创伤。全口牙齿向中线方向移位,造成开唇露齿;牙周病晚期牙齿可向任何方向移位,以缓解继发性𬌗创伤。

(七)牙龈退缩

牙龈退缩和牙根暴露是牙周病常有的表现。炎症和牻创伤使牙槽骨慢慢吸收,牙齿支持组织不断降低,牙周组织附着丧失,牙龈明显退缩,牙根暴露。此时为如实反映牙周组织破坏的严重程度,附着丧失应是龈缘到釉牙骨质界的距离与牙周袋深度之和。

六、预后和治疗计划

(一)预后

预后是预测牙周组织对治疗的反映情况,对治疗效果有一个前瞻性认识。牙周病的致病因素和治疗手段是复杂多样的,必须根据患者的情况选择最适宜的治疗方案,以期得到最佳的治疗效果。因此,判断预后应着重考虑以下几方面。

1.牙周组织病变程度

(1)牙槽骨破坏情况:依 X 线片判断牙槽骨的吸收破坏情况。丧失的骨量愈多,预后愈差;骨吸收不足根长 1/3,预后不佳。

(2)附着水平和牙周袋深度:附着丧失发生在多侧者较单侧者严重;垂直型骨吸收较水平型骨吸收预后差。附着丧失近根尖,牙周袋深度超过 7 mm 时预后最差。多根牙病变波及根分叉较单根病变预后差。

(3)牙齿松动情况:如果松动度因炎症和牻创伤引起,预后较好;如果松动度由于牙槽骨降低所致,预后较差。

2.年龄与健康情况

一般身体健康状态良好的年轻人对疾病的抵抗力及恢复力较强,预后较好。如果特殊类型牙周炎存在免疫缺陷及糖尿病、白血病、Down 综合征、粒细胞减少症等患者牙周治疗预后较差。

3.病因控制

控制菌斑工作需要患者的配合。事先应与患者讲清疾病特点、治疗方法以及保持口腔卫生清洁的意义和具体做法,这对良好的预后和疗效维持至关重要。

4.余留牙情况

余留牙分布不均匀、数量少、不能负担义齿修复的咬合力等预后不好;牙齿形态小、冠根比例异常、排列错位、咬合不正常等预后较差。

(二)治疗计划

牙周病治疗目的:①控制病因。②恢复功能,创造一个健康的牙周环境和外观功能均佳的牙列。完整牙周病的治疗是一个以年为单位较漫长的治疗过程。因此,治疗前应设计一个方案,并向患者进行全面解释,方可开始实施。

1.向患者解释

开始治疗前,应向患者将其牙周病病情、程度、病因以及治疗计划全部讲清,可根据患者的年龄、时间、经济能力等方面提供若干个治疗方案供其选择。

2.治疗前拔牙

牙槽骨吸收至根尖 1/3 应拔除;因牙周病造成牙槽骨吸收＞根长 1/2 并伴严重倾斜移位造成修复困难应拔除。

3.基础治疗

(1)自我菌斑控制:培养和训练正确刷牙方法,使用牙线与牙签,保持口腔清洁,消除食物及菌斑堆积对牙周组织的不良影响。

(2)除牙石及菌斑:采用器械龈上洁治术或龈下刮治术去除牙(根)面上沉积的菌斑及牙石,彻底除去吸收细菌毒素的牙骨质表层组织,并用化学方法处理根面,以降解根面毒素,创造适宜的牙周软硬组织环境以利牙周组织的重建。

(3)咬合调整:消除咬合创伤,重建𬌗平衡对于牙周组织的修复、重建和功能的改善是至关重要的。调𬌗应在炎症控制后及手术前进行。

(4)炎症控制:牙周病伴发牙周脓肿或逆行牙髓感染,才会出现明显牙痛。配合抗菌药物的使用,进行牙周-牙髓联合病变的处理方可缓解炎症或疼痛。

牙周骨外科手术应视患者牙周病严重程度、年龄、机体状态而定,时间应在基础治疗阶段完成 2 周后进行。目的在于彻底消除牙周袋、纠正牙龈形态的异常和治疗牙槽骨的缺损。术后 2 个月即可进行永久性修复牙列工作。

4.修复重建

此期已进入牙周病稳定控制时期。可用强身健体、补肾固齿药物以增强宿主的免疫功能,巩固疗效。再就是进行牙周病的正畸治疗、永久性夹板、缺失牙修复以及食物嵌塞矫治等治疗。

5.疗效维持

每 3 个月至半年复查 1 次,检查口腔卫生情况,指导口腔保健措施,并进行必要的洁治和刮治工作。两年拍摄 1 次全口牙片,对患者的牙周情况进行再评价。需要强调的是疗效维持工作绝大部分取决于患者对牙周病的认识程度以及自我口腔卫生保健意识的建立与重视,并积极配合治疗,采取有效措施控制菌斑的形成,这样才能取得事半功倍的效果。而这一点恰恰是医务人员所不能取而代之的。如果口腔卫生差,菌斑堆积严重,会使牙周病情加重而前功尽弃。

七、疗效保持与监护

牙周病患者经系统治疗稳定后的疗效保持与维护至关重要,这需要医患双方的共同重视和努力。有资料表明,牙周病治疗后疏于牙周保健的患者失牙率是坚持牙周疗效维护者的 3 倍。牙周系统治疗后第一年为是否复发的关键阶段。

(一)牙周病的复发

牙周病的治疗是复杂而长期的,而其疗效却未必尽如人意。病变是随时可能再发生的,这与多种因素有关:①治疗不当或不充分,未能消除全部潜在的适于菌斑滞留的因素。常见的原因是对牙石的清除不彻底,尤其是龈下牙石的滞留,牙周袋未彻底消除。②牙周治疗完成后,牙齿修复体设计不良,制作不当,造成进一步牙周损伤。③患者放松了牙周护理或未能定期复查,使牙周病损再度出现。④系统性疾病降低了机体对细菌的抵抗力。

复发可从以下几方面加以判断:①牙龈呈炎症改变及探查龈沟时出血。②龈沟加深导致牙周袋的复发和形成。③由 X 线检查发现骨吸收逐渐加大。④牙齿松动度增加。

(二)疗效维护程序

随访间隔为 2~3 个月,复查目前的牙周健康状况,进行必要的牙周治疗,并对今后的疗效维护提出指导意见。

询问近期有何与牙周健康相关的问题。逐一检查牙龈组织,龈沟深度或牙周袋情况及其脓性分泌物、牙齿移动度、根分叉病变以及 X 线片复查牙槽骨高度。菌斑染色以确定滞留区位置及口腔卫生措施有效与否。有条件的可利用暗视野显微镜以及厌氧培养技术查找牙周病致病菌数量及比例,以确定病变是否处于活动期。

(三)维护措施

1.自我口腔卫生保健

有针对性的口腔卫生指导,控制菌斑,对非自洁区(即滞留区)彻底的清洁极为重要,并结合牙龈按摩及叩齿等措施保持牙周组织的健康。

2.根面平整

对病情有反复的牙周区段或牙位要进行龈下刮治及根面平整手术,以控制病情的发展。

3.抛光与脱敏

牙面经抛光,菌斑及牙石难以沉积。疾病及术后暴露的牙根呈现过敏表现,应用氟化物进行脱敏治疗。

牙周病经过系统的临床治疗后并不意味大功告成,治愈的效果并非一成不变,医患双方均应充分以动态的眼光看待疗效,随时间的推移,其疗效可呈双向发展。这就要求医患之间密切配合共同促进牙周组织健康的保持和维护,才可获得稳定的疗效。

第二节 牙 周 炎

一、慢性牙周炎

慢性牙周炎原名成人牙周炎或慢性成人牙周炎,更改名称是因为此类牙周炎虽最常见于成年人,但也可发生于儿童和青少年,且由于本病的进程缓慢,通常难以确定真正的发病年龄。大部分慢性牙周炎呈缓慢加重,但也可出现间歇性的活动期。此时牙周组织的破坏加速,随后又可转入静止期。大部分慢性牙周炎患者根本不出现爆发性的活动期。

本病为最常见的一类牙周炎,约占牙周炎患者的95%,由长期存在的慢性牙龈炎向深部牙周组织扩展而引起。牙龈炎和牙周炎之间虽有明确的病理学区别,但在临床上,两者却是逐渐、隐匿地过渡。因此早期发现和诊断牙周炎十分重要,因为牙周炎的后果远比牙龈炎严重。

(一)临床表现

本病一般侵犯全口多数牙齿,也有少数患者仅发生于一组牙(如前牙)或少数牙。发病有一定的牙位特异性,磨牙和下前牙区以及邻接面由于菌斑牙石易堆积,故较易患病。牙周袋的炎症、附着丧失和牙槽骨吸收在牙周炎的早期即已出现,但因程度较轻,一般无明显不适。临床主要的症状为刷牙或进食时出血,或口内有异味,但通常不引起患者的重视。及至形成深牙周袋后,出现牙松动、咀嚼无力或疼痛,甚至发生急性牙周脓肿等,才去就诊,此时多已为晚期。

牙周袋处的牙龈呈现不同程度的慢性炎症,颜色暗红或鲜红、质地松软、点彩消失、边缘圆钝且不与牙面贴附。有些患者由于长期的慢性炎症,牙龈有部分纤维性增生、变厚,表面炎症不明显,但牙周探诊后,袋内壁有出血,也可有脓。牙周袋探诊深度超过 3 mm,且有附着丧失。如有牙龈退缩,则探诊深度可能在正常范围,但可见釉牙骨质界已暴露。因此,附着丧失能更准确地反映牙周支持组织的破坏。

慢性牙周炎根据附着丧失和骨吸收的范围及其严重程度可进一步分型。范围是指根据患病的牙数将其分为局限型和广泛型。全口牙中有附着丧失和骨吸收的位点数占总位点数≤30%者为局限型;若>30%的位点受累,则为广泛型。也可根据牙周袋深度、结缔组织附着丧失和骨吸收的程度来分为轻度、中度和重度。上述指标中以附着丧失为重点,它与炎症的程度大多一致,但也可不一致。一般随病程的延长和年龄的增长而使病情累积、加重。流行病学调查资料表明,牙周病的患病率虽高,但重症牙周炎只发生于 10%～15%的人群。

慢性牙周炎患者除有上述特征外,晚期常可出现其他伴发症状。①牙松动、移位和龈乳头退缩,可造成食物嵌塞。②牙周支持组织减少,造成继发性合创伤。③牙龈退缩使牙根暴露,对温度敏感,并容易发生根面龋,在前牙还会影响美观。④深牙周袋内脓液引流不畅时,或身体抵抗力降低时,可发生急性牙周脓肿。⑤深牙周袋接近根尖时,可引起逆行性牙髓炎。⑥牙周袋溢脓和牙间隙内食物嵌塞,可引起口臭。

(二)诊断特征

(1)多为成年人,也可见于儿童或青少年。

(2)有明显的菌斑、牙石及局部刺激因素,且与牙周组织的炎症和破坏程度比较一致。

(3)根据累及的牙位数,可进一步分为局限性(<30%位点)和广泛型(>30%);根据牙周附着丧失的程度,可分为轻度(AL 1～2 mm)、中度(AL 3～4 mm)、和重度(AL≥5 mm)。

(4)患病率和病情随年龄增大而加重,病情一般缓慢进展而加重,也可间有快速进展的活动期。

(5)全身一般健康,也可有某些危险因素,如吸烟、精神压力、骨质疏松等。

中度以上的慢性牙周炎诊断并不困难,但早期牙周炎与牙龈炎的区别不甚明显,须通过仔细检查而及时诊断,以免贻误正确的治疗(表 3-1)。

在确诊为慢性牙周炎后,还应通过仔细的病史询问和必要的检查,发现患者有无牙周炎的易感因素,如全身疾病、吸烟等,并根据病情确定其严重程度、目前牙周炎是否为活动期等,并据此制订针对性的治疗计划和判断预后。

表 3-1　牙龈炎和早期牙周炎的鉴别要点

鉴别要点	牙龈炎	早期牙周炎
牙龈炎症	有	有
牙周袋	假性牙周袋	真性牙周袋
附着丧失	无	有,能探到釉牙骨质界
牙槽骨吸收	无	嵴顶吸收,或硬骨板消失
治疗结果	病变可逆,牙龈组织恢复正常	炎症消退,病变静止,但已破坏的支持组织难以完全恢复正常

(三)治疗原则

慢性牙周炎早期治疗的效果较好,能使病变停止进展,牙槽骨有少量修复。只要患者能认真清除菌斑并定期复查,则疗效能长期保持。治疗应以消除菌斑、牙石等局部刺激因素为主,辅以手术等方法。由于口腔内各个牙的患病程度和病因刺激物的多少不一致,必须针对每个患牙的具体情况,制订全面的治疗计划。

1.局部治疗

(1)控制菌斑:菌斑是牙周炎的主要病原刺激物,而且清除之后还会不断在牙面堆积。因此必须向患者进行细致的讲解和指导,使其充分理解坚持不懈地清除菌斑的重要性。此种指导应贯穿于治疗的全过程,每次就诊时均应检查患者菌斑控制的程度,并做记录。有菌斑的牙面占全部牙面的 20% 以下才算合格。牙周炎在龈上牙石被刮除以后,如菌斑控制方法未被掌握,牙石重新沉积的速度是很快的。

(2)彻底清除牙石,平整根面:龈上牙石的清除称为洁治术,龈下牙石的清除称为龈下刮治或深部刮治。龈下刮治除了刮除龈下结石外,还须将暴露在牙周袋内的含有大量内毒素的病变牙骨质刮除,使根面平整而光滑。根面平整使微生物数量大大减少,并搅乱了生物膜的结构,改变了龈下的环境,使细菌不易重新附着。牙龈结缔组织有可能附着于根面,形成新附着。

经过彻底的洁治和根面平整后,临床上可见牙龈的炎症和肿胀消退,出血和溢脓停止,牙周袋变浅、变紧。袋变浅是由于牙龈退缩及袋壁胶原纤维的新生,牙龈变得致密,探针不再穿透结合上皮进入结缔组织内,也可能有新的结缔组织附着于根面。洁治和刮治术是牙周炎的基础治疗,任何其他治疗手段只应作为基础治疗的补充手段。

(3)牙周袋及根面的药物处理:大多数患者在根面平整后,组织能顺利愈合,不需药物处理。对一些炎症严重、肉芽增生的深牙周袋,在刮治后可用药物处理袋壁。必要时可用复方碘液,它有较强的消炎、收敛作用,注意避免烧灼邻近的黏膜。

近年来,牙周袋内局部放置缓释型的抗菌药物取得了较好的临床效果,药物能较长时间停留于牙周袋内,起到较好的疗效。可选用的药物如甲硝唑、四环素及其同族药物如米诺环素、氯己定等。有人报道,用含有上述药物的凝胶或溶液冲洗牙周袋,袋内的微生物也消失或明显减少。但药物治疗只能作为机械方法清除牙石后的辅助治疗,不能取代除石治疗。

(4)牙周手术:上述治疗后,若仍有较深的牙周袋,或根面牙石不易彻底清除,炎症不能控制,则可进行牙周手术。其优点是可以在直视下彻底刮除根面的牙石及不健康的肉芽组织,必要时还可修整牙槽骨的外形或截除患根、矫正软组织的外形等。手术后牙周袋变浅、炎症消退、骨质吸收停止,甚至可有少量骨修复。理想的手术效果是形成新附着,使牙周膜的结缔组织细胞重新在根面沉积牙骨质,并形成新的牙周膜纤维束和牙槽骨。这就是牙周组织的再生性手术,是目前临床和理论研究的热点,临床取得一定的成果,但效果有待提高。

(5)松动牙固定术:用各种材料和方法制成牙周夹板,将一组患牙与其相邻的稳固牙齿联结在一起,使𬌗力分散于一组牙上,减少了患牙承受的超重力或侧向扭转力的损害。这种固定术有利于牙周组织的修复。一般在松牙固定后,牙齿稳固、咀嚼功能改善。有些病例在治疗数月后,X线片可见牙槽骨硬骨板致密等效果。本法的缺点是,对局部的菌斑控制措施有一定的妨碍。因此,一定要从有利于菌斑控制方面改善设计,才能使本法持久应用。如果患者有缺失牙齿需要修复,而基牙或邻近的患牙因松动而需要固定,也可在可摘式义齿上设计一定的固定装置,或用制作良好的固定桥来固定松动牙。并非所有松动牙都需要固定,主要是患牙动度持续加重、影响咀嚼功能者才需要固定。

(6)调𬌗:如果 X 线片显示牙槽骨角形缺损或牙周膜增宽,就要对该牙做有无𬌗干扰的检查。如有扣诊震颤,再用蜡片法或咬合纸法查明早接触点的部位及大小,然后进行选磨。如果不能查到𬌗干扰,说明该牙目前并不存在创伤,可能是曾经有过创伤,但由于早接触点已被磨损,或由于牙周组织的自身调节,创伤已经缓解,这种情况不必做调殆处理。

(7)拔除不能保留的患牙:严重而无法挽救的患牙必须及早拔除,以免影响治疗和增加再感染的机会。拔牙后的愈合可使原来的牙周病变区破坏停止而出现修复性改变,这一转机对邻牙的治疗有着良好的影响。

(8)坚持维护期治疗:牙周炎经过正规治疗后,一般能取得较好的效果,但长期疗效的保持取决于是否能定期复查和进行必要的后续治疗,患者的自我菌斑控制也是至关重要的。根据患者的病情以及菌斑控制的好坏来确定复查的间隔时间,每次复查均应对患者进行必要的口腔卫生指导和预防性洁治。若有病情未被控制的牙位,则应进行相应的治疗。总之,牙周炎的治疗绝非一劳永逸的,维护期治疗是保持长期疗效的关键。

2.全身治疗

慢性牙周炎除非出现急性症状,一般不需采用抗生素类药物。对严重病例可口服甲硝唑0.2 g,每天3~4次,共服1周,或服螺旋霉素0.2 g,每天4次,共服5~7天。有些患者有慢性系统性疾病,如糖尿病、心血管疾病等,应与内科医师配合,积极治疗和控制全身疾病。成功的牙周治疗对糖尿病的控制也有积极意义。

大多数慢性牙周炎患者经过恰当的治疗后,病情可得到控制,但也有少数患者疗效很差。有报告显示,对600名牙周炎患者追踪观察平均22年后,83%患者疗效良好、13%病情加重、4%明显恶化(人均失牙10~23个)。过去把后两类患者称为难治性牙周炎或顽固性牙周炎。这些患者可能有特殊的致病菌,或牙体和牙周病变的形态妨碍了彻底地清除病原刺激物。有人报告此类患者常为重度吸烟者。

二、侵袭性牙周炎

侵袭性牙周炎是一组在临床表现和实验室检查(包括化验和微生物学检查)均与慢性牙周炎有明显区别的、相对少见的牙周炎。它包含了1989年旧分类中的3个类型,即青少年牙周炎、快速进展性牙周炎和青春前期牙周炎,一度曾将这三个类型合称为早发性牙周炎。实际上这类牙周炎虽多发于年轻人,但也可见于成年人。本病一般来说发展较迅猛,但也可转为间断性的静止期,而且临床上对进展速度也不易判断。因此在1999年的国际研讨会上建议更名为侵袭性牙周炎。

(一)常见危险因素

对侵袭性牙周炎的病因尚未完全明了,大量的病因证据主要源于过去对青少年牙周炎的研究结果。现认为某些特定微生物的感染及机体防御能力的缺陷是引起侵袭性牙周炎的主要因素。

1.微生物

大量的研究表明伴放线嗜血菌是侵袭性牙周炎的主要致病菌,其主要依据如下。

(1)从局限性青少年牙周炎患牙的龈下菌斑中可分离出伴放线嗜血菌,阳性率高达90%~100%,而同一患者口中的健康牙或健康人则检出率明显得低(<20%),慢性牙周炎患者伴放线嗜血菌的检出率也低于局限性青少年牙周炎。但也有些学者(尤其是中国和日本)报告未能检出伴放线嗜血菌,或是所检出的伴放线嗜血菌为低毒性株,而主要分离出牙龈卟啉单胞菌、腐蚀艾肯菌、中间普氏菌、具核梭杆菌等。这可能是重症患者的深牙周袋改变了微生态环境,使一些严格厌氧菌成为优势菌,而伴放线嗜血菌不再占主导,也可能确实存在着种族和地区的差异。广泛型侵袭性牙周炎的龈下菌群主要为牙龈卟啉单胞菌、福赛拟杆菌、腐蚀艾肯菌等。也有学者报告,在牙周健康者和儿童口腔中也可检出伴放线嗜血菌,但占总菌的比例较低。

(2)伴放线嗜血菌产生多种对牙周组织有毒性和破坏作用的毒性产物,例如白细胞毒素,能损伤乃至杀死中性粒细胞和单核细胞,并引起动物的实验性牙周炎。伴放线嗜血菌表面的膜泡脱落可使毒素播散,还产生上皮毒素、骨吸收毒素、细胞坏死膨胀毒素和致凋亡毒素等。

(3)引发宿主的免疫反应:局限性侵袭性牙周炎患者的血清中有明显升高的抗伴放线嗜血菌抗体,牙龈局部和龈沟液内也产生大量的特异抗体甚至高于血清水平,说明这种免疫反应发生于牙龈局部。伴放线嗜血菌产生的内毒素可激活上皮细胞、中性粒细胞、成纤维细胞和单核细胞产生大量的细胞因子,引发炎症反应。

(4)牙周治疗可使伴放线嗜血菌量明显减少或消失,当病变复发时,该菌又复出现。有人报告,由于伴放线嗜血菌能入侵牙周组织,单纯的机械治疗不能消除伴放线嗜血菌,临床疗效欠佳,口服四环素后,伴放线嗜血菌消失,临床疗效转佳。

近年来有些学者报告,从牙周袋内分离出病毒、真菌甚至原生动物,可能与牙周病有关。

2.全身性疾病

(1)白细胞功能缺陷:已有大量研究证明本病患者有周缘血的中性粒细胞

和/或单核细胞的趋化功能降低。有的学者报告,吞噬功能也有障碍,这种缺陷带有家族性,患者的同胞中有的也可患侵袭性牙周炎,或虽未患牙周炎,却也有白细胞功能缺陷。但侵袭性牙周炎患者的白细胞功能缺陷并不导致全身其他部位的感染性疾病。

(2)产生特异抗体:研究还表明与伴放线嗜血菌的糖类抗原发生反应的抗体主要是 IgG_2 亚类,在局限性侵袭性牙周炎患者中水平升高,而广泛性侵袭性牙周炎则缺乏此亚类。提示 IgG_2 抗体起保护作用,可阻止病变的扩散。

(3)遗传背景:本病常有家族聚集现象,也有种族易感性的差异,本病也可能有遗传背景。

(4)牙骨质发育异常:有少量报道,发现局限性青少年牙周炎患者的牙根尖而细,牙骨质发育不良,甚至无牙骨质,不仅已暴露于牙周袋内的牙根如此,在其根方尚未发生病变处的牙骨质也有发育不良。说明这种缺陷不是疾病的结果,而是发育中的问题。国内有报告侵袭性牙周炎患者发生单根牙牙根形态异常的概率高于牙周健康者和慢性牙周炎患者;有牙根形态异常的牙,其牙槽骨吸收重于形态正常者。

3.环境和行为因素

吸烟的量和时间是影响年轻人牙周破坏范围的重要因素之一。吸烟的广泛型侵袭性牙周炎患者比不吸烟的广泛型侵袭性牙周炎患者患牙数多、附着丧失量也多。吸烟对局限型患者的影响较小。口腔卫生的好坏也对疾病有影响。

总之,现代的观点认为牙周炎不是由单一种细菌引起的,而是多种微生物共同和相互作用。高毒性的致病菌是必需的致病因子,而高易感性宿主的防御功能低下和/或过度的炎症反应所导致牙周组织的破坏是发病的重要因素,吸烟、遗传基因等调节因素也可能起一定的促进作用。

(二)组织病理学改变

侵袭性牙周炎的组织学变化与慢性牙周炎无明显区别,均以慢性炎症为主。免疫组织化学研究发现,本病的牙龈结缔组织内也以浆细胞浸润为主,但其中产生 IgA 的细胞少于慢性牙周炎者,游走到袋上皮内的中性粒细胞数目也较少,这两种现象可能是细菌易于入侵的原因之一。电镜观察到在袋壁上皮、牙龈结缔组织甚至牙槽骨的表面可有细菌入侵,主要为革兰阴性菌及螺旋体。近年还有学者报告,中性粒细胞和单核细胞对细菌的过度反应,密集的白细胞浸润及过量的细胞因子和炎症介质表达,可能导致严重的牙周炎症和破坏。

(三)临床表现

根据患牙的分布可将侵袭性牙周炎分为局限型和广泛型。局限型大致相当于过去的局限型青少年牙周炎,广泛型相当于过去的弥漫型青少年牙周炎和快速进展性牙周炎。局限型侵袭性牙周炎和广泛型侵袭性牙周炎的临床特征有相同之处,也各有其不同处。在我国,典型的局限型侵袭性牙周炎较为少见,这一方面可能由于患者就诊较晚,病变已蔓延至全口多个牙,另一方面可能有种族背景。

1.快速进展的牙周组织破坏

快速的牙周附着丧失和骨吸收是侵袭性牙周炎的主要特点。严格来说,"快速"的确定应依据在两个时间点所获得的临床记录或X线片来判断,然而此种资料不易获得。临床上常根据"严重的牙周破坏发生在较年轻的患者"来作出快速进展的判断。有人估计,本型患者的牙周破坏速度比慢性牙周炎快3～4倍,患者常在20岁左右即已须拔牙或牙自行脱落。

2.年龄与性别

本病患者一般年龄较小,发病可始于青春期前后,因早期无明显症状,患者就诊时常在20岁左右。有学者报告,广泛型的平均年龄大于局限型患者,一般也在30岁以下,但也可发生于35岁以上的成年人。女性多于男性,但也有人报告年幼者以女性为多,稍长后性别无差异。

3.口腔卫生情况

本病一个突出的表现是局限型患者的菌斑、牙石量很少,牙龈表面的炎症轻微,但却已有深牙周袋,牙周组织破坏程度与局部刺激物的量不成比例。牙龈表面虽然无明显炎症,实际上在深袋部位是有龈下菌斑的,而且袋壁也有炎症和探诊后出血。广泛型的菌斑、牙石量因人而异,多数患者有大量的菌斑和牙石,也可很少。牙龈有明显的炎症,呈鲜红色,并可伴有龈缘区肉芽性增殖,易出血,可有溢脓,晚期还可以发生牙周脓肿。

4.好发牙位

局限型侵袭性牙周炎的特征是"局限于第一恒磨牙或切牙的邻面有附着丧失,至少波及两个恒牙,其中一个为第一磨牙。其他患牙(非第一磨牙和切牙)不超过两个"。换言之,典型的患牙局限于第一恒磨牙和上下切牙,多为左右对称。X线片可见第一磨牙的近远中均有垂直型骨吸收,形成典型的"弧形吸收"(图3-4),在切牙区多为水平型骨吸收。但早期的患者不一定波及所有的切牙和第一磨牙。广泛型的特征为"广泛的邻面附着丧失,侵犯第一磨牙和切牙以外的牙数在三颗以上"。也就是说,侵犯大多数牙。

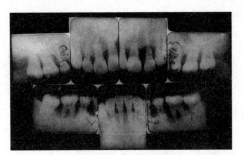

图 3-4 局限型侵袭性牙周炎的 X 线表现

第一恒磨牙处牙槽骨的弧形吸收

5.家族聚集性

家族中常有多人患本病,患者的同胞有 50% 患病机会。其遗传背景可能与白细胞功能缺陷有关,也有人认为是 X 连锁性遗传或常染色体显性遗传等。但也有一些学者认为是牙周致病菌在家族中的传播所致。临床上并非每位侵袭性牙周炎患者均有家族史。

6.全身情况

侵袭性牙周炎患者一般全身健康,无明显的系统性疾病,但部分患者具有中性粒细胞和/或单核细胞的功能缺陷。多数患者对常规治疗,如刮治和全身药物治疗,有明显的疗效,但也有少数患者经任何治疗都效果不佳,病情迅速加重直至牙齿丧失。

广泛型和局限型究竟是两个独立的类型,抑或广泛型侵袭性牙周炎是局限型发展和加重的结果,尚不肯定。但有不少研究结果支持两者为同一疾病不同阶段的观点。①年幼者以局限型较多,而年长者患牙数目增多,以广泛型为多。②局限型患者血清中的抗伴放线嗜血菌特异抗体水平明显地高于广泛型患者,起保护作用的 IgG_2 亚类水平也高于广泛型。③有些广泛型侵袭性牙周炎患者的第一磨牙和切牙病情较重,且有典型的"弧形吸收"影像,提示这些患者可能由局限型病变发展而来。

(四)诊断特点

本病应抓住早期诊断这一环,因患者初起时无明显症状,待就诊时多已为晚期。如果一名青春期前后的年轻患者,菌斑、牙石等刺激物不多,炎症不明显,但发现有少数牙松动、移位或邻面深袋,局部刺激因子与病变程度不一致等,则应引起重视。重点检查切牙及第一磨牙邻面,并拍摄 X 线片,𬌗翼片有助于发现早期病变。有条件时,可做微生物学检查,发现伴放线菌嗜血菌或大量的牙龈卟啉单胞菌,或检查中性多形核白细胞有无趋化和吞噬功能的异常,若为阳性,对诊断本病十分有利。早期诊断及治疗对保留患牙和控制病情极为重要。对于侵袭性牙周炎患者的同胞进行牙周检查,有助于早期发现其他病例。

临床上常以年龄(35岁以下)和全口大多数牙的重度牙周破坏,作为诊断广泛型侵袭性牙周炎的标准,也就是说牙周破坏程度与年龄不相称。但必须明确的是,并非所有年轻患者的重度牙周炎均可诊断为侵袭性牙周炎,应先排除一些明显的局部和全身因素:①是否有严重的错𬌗导致咬合创伤,加速了牙周炎的病程。②是否曾接受过不正规的正畸治疗,或在正畸治疗前未认真治疗已存在的牙周病。③有无食物嵌塞、邻面龋、牙髓及根尖周病、不良修复体等局部促进因素,加重了菌斑堆积,造成牙龈的炎症和快速的附着丧失。④有无伴随的全身疾病,如未经控制的糖尿病、白细胞黏附缺陷、HIV感染等。上述①～③的存在可以加速慢性牙周炎的牙槽骨吸收和附着丧失,如有④则应列入伴有全身疾病的牙周炎中,其治疗也不仅限于口腔科。如有条件检测患者周缘血的中性粒细胞和单核细胞的趋化及吞噬功能、血清IgG_2水平,或微生物学检测,则有助于诊断。有时阳性家族史也有助于诊断本病。

最近有学者提出,对于年轻人和青少年,若有个别牙齿出现附着丧失,但其他方面不符合早发性牙周炎者,可称为偶发性附着丧失。例如个别牙因咬合创伤或错𬌗所致的牙龈退缩、拔除智齿后第二磨牙远中的附着丧失等。这些个体可能为侵袭性牙周炎或慢性牙周炎的易感者,应密切加以复查和监测,以利早期诊断。

(五)治疗原则

1.早期治疗,防止复发

本病常导致患者早年失牙,因此特别强调早期、彻底的治疗,主要是彻底消除感染。治疗原则基本同慢性牙周炎,洁治、刮治和根面平整等基础治疗是必不可少的,多数患者对此有较好的疗效。治疗后病变转入静止期。但因为伴放线嗜血菌及其他细菌可入侵牙周组织,单靠机械刮治不易彻底消除入侵的细菌,有的患者还需用翻瓣手术清除组织内的微生物。本病治疗后较易复发(国外报道复发率约为1/4),因此应加强定期的复查和必要的后续治疗。根据每位患者菌斑和炎症的控制情况,确定复查的间隔期。开始时为每1～2个月1次,半年后若病情稳定,可逐渐延长。

2.抗菌药物的应用

有报告,本病单纯用刮治术不能消除入侵牙龈中的伴放线嗜血菌,残存的微生物容易重新在牙根面定植,使病变复发。因此主张全身服用抗生素作为辅助疗法。国外主张使用四环素0.25 g每天4次,共服2~3周。也可用小剂量多西环素,50 mg,每天2次。这两种药除有抑菌作用外,还有抑制胶原酶的作用,可减少牙周组织的破坏。近年来还主张在龈下刮治后口服甲硝唑和阿莫西林,两者合用效果优于单一用药。在根面平整后的深牙周袋内放置缓释的抗菌制剂,如甲硝唑、米诺环素、氯己定等,也有良好疗效。文献报道,可减少龈下菌斑的重新定植,减少病变的复发。

3.调整机体防御功能

宿主对细菌感染的防御反应在侵袭性牙周炎的发病和发展方面起重要的作用。近年来人们试图通过调节宿主的免疫和炎症反应过程来减轻或治疗牙周炎。例如多西环素可抑制胶原酶,非甾体抗炎药(NSAIDs)可抑制花生四烯酸产生前列腺素,阻断和抑制骨吸收,这些均有良好的前景。中医学强调全身调理,国内有些学者报告用六味地黄丸为基础的固齿丸(膏),在牙周基础治疗后服用数月,可提高疗效和明显减少复发率。服药后,患者的白细胞趋化和吞噬功能以及免疫功能也有所改善。吸烟是牙周炎的危险因素,应劝患者戒烟。还应努力发现和调整其他全身因素及宿主防御反应方面的缺陷。

4.综合治疗

在病情不太重而有牙移位的患者,可在炎症控制后,用正畸方法将移位的牙复位排齐,但正畸过程中务必加强菌斑控制和牙周病情的监控,加力也应轻缓。牙体或牙列的修复也要注意应有利于菌斑控制。

总之,牙周炎是一组临床表现为慢性炎症和支持组织破坏的疾病,它们都是感染性疾病,有些人长期带菌却不发病,而另一些人却发生牙龈炎或牙周炎。牙周感染与身体其他部位的慢性感染有相同之处,但又有其独特之处,主要由牙体、牙周组织的特点所决定。龈牙结合部直接暴露在充满各种微生物的口腔环境中,细菌生物膜长期不断地定植于表面坚硬且不脱落的牙面上,又有丰富的来自唾液和龈沟液的营养。牙根及牙周膜、牙槽骨则是包埋在结缔组织内,与全身各系统及组织有密切的联系,宿主的防御系统能达到牙周组织的大部分,但又受到一定的限制。这些都决定着牙周炎的慢性、不易彻底控制、容易复发、与全身情况有双向影响等特点。

牙周炎的治疗并非一劳永逸的,而需要终身维护和必要的重复治疗。最可庆幸和重要的一点是,牙周炎和牙龈炎都是可以预防的疾病,通过公众自我保护意识的加强、防治条件的改善及口腔医务工作者不懈的努力,牙周病是可以被消灭和控制的。

三、反映全身疾病的牙周炎

属于本范畴的牙周炎主要有两大类,即血液疾病(白细胞数量和功能的异常、白血病等)和某些遗传性疾病。以下介绍一些较常见而重要的全身疾病在牙周组织的表现。

(一)掌跖角化-牙周破坏综合征

本病特点是手掌和足跖部的皮肤过度角化,牙周组织严重破坏。有的病例还伴有硬脑膜的钙化。患者全身一般健康,智力正常。本病罕见,患病率为(1~4)/1 000 000。

1.临床表现

皮损及牙周病变常在 4 岁前共同出现,有人报告,可早在出生后 11 个月。皮损包括手掌、足底、膝部及肘部局限的过度角化、鳞屑、皲裂,有多汗和臭汗。约有 1/4 患者易有身体其他部位感染。牙周病损在乳牙萌出不久即可发生,深牙周袋炎症严重,溢脓、口臭,骨质迅速吸收,在 5~6 岁时乳牙相继脱落,创口愈合正常。待恒牙萌出后又发生牙周破坏,常在 10 多岁时自行脱落或拔除。有的患者第三磨牙也会在萌出后数年内脱落,有的则报告第三磨牙不受侵犯。

2.病因

(1)本症的菌斑成分与成人牙周炎的菌斑较类似,而不像侵袭性牙周炎。在牙周袋近根尖区域有大量的螺旋体,在牙骨质上也黏附有螺旋体。有人报告,患者血清中有抗伴放线嗜血菌的抗体,袋内可分离出该菌。

(2)本病为遗传性疾病,属于常染色体隐性遗传。父母不患该症,但可能为血缘婚姻(约占 23%),双亲必须均携带常染色体基因才使其子女患本病。患者的同胞中也可有患本病者,男女患病机会均等。有人报告本病患者的中性粒细胞趋化功能异常。

3.病理

与慢性牙周炎无明显区别。牙周袋壁有明显的慢性炎症,主要为浆细胞浸润,袋壁上皮内几乎见不到中性粒细胞。破骨活动明显,成骨活动很少。患牙根部的牙骨质非常薄,有时仅在根尖区存在较厚的有细胞的牙骨质。X 线片见牙根细而尖,表明牙骨质发育不良。

4.治疗原则

对于本病,常规的牙周治疗效果不佳,患牙的病情常持续加重,直至全口拔牙。近年来有人报告,对幼儿可将拔除全部乳牙,当恒切牙和第一恒磨牙萌出时,再口服 10～14 天抗生素,可防止恒牙发生牙周破坏。若患儿就诊时已有恒牙萌出或受累,则将严重患牙拔除,重复多疗程口服抗生素,同时进行彻底的局部牙周治疗,每 2 周复查和洁治 1 次,保持良好的口腔卫生。在此情况下,有些患儿新萌出的恒牙可免于罹病。这种治疗原则的出发点是基于本病是伴放线嗜血菌或某些致病微生物的感染,而且致病菌在牙齿刚萌出后即附着于该牙面。在关键时期(如恒牙萌出前)拔除一切患牙,创造不利于致病菌生存的环境,以防止新病变的发生。这种治疗原则取得了一定效果,但病例尚少,仍须长期观察,并辅以微生物学研究。患者的牙周炎控制或拔牙后,皮损仍不能痊愈,但可略减轻。

(二)Down 综合征

本病又名先天愚型,或染色体 21-三体综合征,为一种由染色体异常所引起的先天性疾病。一型是典型的染色体第 21 对三体病,有 47 个染色体;另一型为只有 23 对染色体,第 21 对移到其他染色体上。本病可有家族性。

患者有发育迟缓和智力低下。约一半患者有先天性心脏病,约 15% 患儿于 1 岁前夭折。患者面部扁平、眶距增宽、鼻梁低宽、颈部短粗,常有上颌发育不足、乳牙萌出较迟、错𬌗畸形、牙间隙较大、系带附着位置过高等。几乎 100% 患者均有严重的牙周炎,且其牙周破坏程度远超过菌斑、牙石等局部刺激物的量。本病患者的牙周破坏程度重于其他非先天愚型的弱智者。全口牙齿均有深牙周袋及炎症,下颌前牙较重,有时可有牙龈退缩。病情迅速加重,有时可伴坏死性龈炎。乳牙和恒牙均可受累。

患者的龈下菌斑微生物与一般牙周炎患者并无明显区别。有人报告,产黑色素普雷沃菌群增多。牙周病情的快速恶化可能与中性粒细胞的趋化功能低下有关,也有报告白细胞的吞噬功能和细胞内杀菌作用也降低。

本病无特殊治疗,彻底的常规牙周治疗和认真控制菌斑,可减缓牙周破坏。但由于患儿智力低下,常难以坚持治疗。

(三)糖尿病

糖尿病是与多种遗传因素有关的内分泌异常。由于胰岛素的生成不足、功能不足或细胞表面缺乏胰岛素受体等机制,产生胰岛素抵抗,患者的血糖水平升高,糖耐量降低。糖尿病与牙周病在我国的患病率都较高,两者都是多基因疾病,都有一定程度的免疫调节异常

1999 年的牙周病分类研讨会上，专家们认为糖尿病可以影响牙周组织对细菌的反应性。他们把"伴糖尿病的牙龈炎"列入"受全身因素影响的菌斑性牙龈病"中，然而在"反映全身疾病的牙周炎"中却未列入糖尿病。在口腔科临床上看到的大多为 II 型糖尿病患者，他们的糖尿病主要影响牙周炎的发病和严重程度。尤其是血糖控制不良的患者，其牙周组织的炎症较重，龈缘红肿呈肉芽状增生，易出血和发生牙周脓肿，牙槽骨破坏迅速，导致深袋和牙松动，牙周治疗后也较易复发。血糖控制后，牙周炎的情况会有所好转。有学者提出将牙周炎列为糖尿病的第六并发症（其他并发症为肾病变、神经系统病变、视网膜病变、大血管病变、创口愈合缓慢）。文献表明，血糖控制良好的糖尿病患者，其对基础治疗的疗效与无糖尿病的、牙周破坏程度相似的患者无明显差别。近年来国内外均有报道，彻底有效的牙周治疗不仅使牙周病变减轻，还可使糖尿病患者的糖化血红蛋白（HbA1c）水平显著降低，胰岛素的用量可减少，龈沟液中的弹力蛋白酶水平下降。这从另一方面支持牙周炎与糖尿病的密切关系。但也有学者报告，除牙周基础治疗外，还需全身或局部应用抗生素，才能使糖化血红蛋白含量下降。

（四）艾滋病

1.临床表现

1987 年，Winkler 等首先报告艾滋病患者的牙周炎，患者在 3～4 个月内牙周附着丧失可达 90%。目前认为与 HIV 有关的牙周病主要有 2 种。

（1）线形牙龈红斑：在牙龈缘处有明显的、鲜红的、宽 2～3 mm 的红边，在附着龈上可呈瘀斑状，极易出血。此阶段一般无牙槽骨吸收。现认为该病变是由白色念珠菌感染所致，对常规治疗反应不佳。对线形牙龈红斑的发生率报告不一，它有较高的诊断意义，可能为坏死性溃疡性牙周炎的前驱。但此种病损也可偶见于非 HIV 感染者，需仔细鉴别。

（2）坏死性溃疡性牙周病：1999 年的新分类认为尚不能肯定坏死性溃疡性牙龈炎和坏死性溃疡性牙周炎是否为两个不同的疾病，因此主张将两者统称为坏死性溃疡性牙周病。

艾滋病患者所发生的坏死溃疡性牙龈炎临床表现与非 HIV 感染者十分相似，但病情较重，病势较凶。需结合其他检查来鉴别。坏死性溃疡性牙周炎则可由患者抵抗力极度低下而从坏死性溃疡性牙龈炎迅速发展而成，也可能是在原有的慢性牙周炎基础上，坏死性溃疡性牙龈炎加速和加重了病变。在 HIV 感染者中坏死性溃疡性牙周炎的发生率在 4%～10%。坏死性溃疡性牙周炎患者的骨吸收和附着丧失特别重，有时甚至有死骨形成，但牙龈指数和菌斑指数并不一定相应的高。换言之,在局部因素和炎症并不太重,而牙周破坏迅速,且有坏死性龈病损的特征时,应引起警惕,注意寻找其全身背景。有人报告,坏死性溃疡性牙周炎与机体免疫功能的极度降低有关,T辅助细胞($CD4^+$)的计数与附着丧失程度呈负相关。正常人的 $CD4^+$ 计数为 $(0.6\sim1)\times10^9/L$,而艾滋病合并坏死性溃疡性牙周炎的患者则明显降低,可达 $0.1\times10^9/L$ 以下,此种患者的短期病死率较高。严重者还可发展为坏死性溃疡性口炎。

艾滋病在口腔黏膜的表现还有毛状白斑、白色念珠菌感染、复发性口腔溃疡等,晚期可发生 Kaposi 肉瘤,其中约有一半可发生在牙龈上,必要时可做病理检查以证实。

如上所述,线形牙龈红斑、坏死性溃疡性牙龈炎、坏死性溃疡性牙周炎、白色念珠菌感染等均可发生于正常的无 HIV 感染者,或其他免疫功能低下者。因此不能仅凭上述临床表征就作出艾滋病的诊断。口腔科医师的责任是提高必要的警惕,对可疑的病例进行恰当和必要的化验检查,必要时转诊。

2.治疗原则

坏死性牙龈炎和坏死性牙周炎患者均可按常规的牙周治疗,如局部清除牙石和菌斑,全身给以抗菌药,首选为甲硝唑 200 mg,每天 $3\sim4$ 次,共服 $5\sim7$ 天,它比较不容易引起继发的真菌感染,还需使用 $0.12\%\sim0.2\%$ 的氯己定含漱液,它对细菌、真菌和病毒均有杀灭作用。治疗后疼痛常可在 $24\sim36$ 小时内消失。线形牙龈红斑(LGE)对常规牙周治疗的反应较差,难以消失,常需全身使用抗生素。

四、根分叉病变

根分叉病变是牙周炎的伴发病损,指病变波及多根牙的根分叉区,可发生于任何类型的牙周炎。下颌第一磨牙患病率最高,上颌前磨牙最低。

(一)病因

1.菌斑因素

本病只是牙周炎发展的一个阶段,菌斑仍是其主要病因。只是由于根分叉区一旦暴露,该处的菌斑控制和牙石的清除比较困难,使病变加速或加重发展。

2.殆创伤

殆创伤是本病的一个加重因素,因为根分叉区是对殆力敏感的部位,一旦牙龈的炎症进入该区,组织的破坏会加速进行,常造成凹坑状或垂直型骨吸收。尤其是病变局限于一个牙齿或单一牙根时,更应考虑殆创伤的因素。

3.解剖因素

约40%的多根牙在牙颈部有釉突,有的可伸进分叉区,在该处易形成病变。约有75%的牙齿,其根分叉距离釉牙骨质界较近,一旦有牙周袋形成,病变很容易扩延到根分叉区。在磨牙的髓室底常有数目不等的副根管,可使牙髓的炎症和感染扩散到根分叉区。尤其在患牙的近远中侧牙槽骨完整,病变局限于分叉区者,更应考虑此因素。

(二)病理

根分叉区的组织病理改变并无特殊性。牙周袋壁有慢性炎症,骨吸收可为水平型或垂直型,邻近部位可见不同程度的骨质修复。牙根表面有牙石、菌斑,也可见到有牙根吸收或根面龋。

(三)临床表现

根分叉区可能直接暴露于口腔,也可被牙周袋所遮盖,须凭探诊来检查。除用牙周探针探查该处的牙周袋深度外,还需用弯探针水平方向地探查分叉区病变的程度。Glickman提出根据病变程度可分为四度。

1.一度

牙周袋深度已到达根分叉区,探针可探到根分叉外形,但分叉内的牙槽骨没有明显破坏,弯探针不能进入分叉区。X线片上看不到骨质吸收(图3-5)。

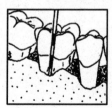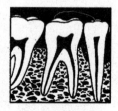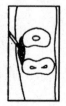

图3-5　一度分叉区病损

2.二度

分叉区的骨吸收仅局限于颊侧或舌侧,或虽然颊、舌侧均已有吸收,却尚未相通。X线片显示该区仅有牙周膜增宽,或骨质密度略减低。根据骨质吸收的程度,又可将二度病变分为早期和晚期。早期二度为探针水平方向探入根分叉的深度小于3 mm,或未超过该牙颊舌径的1/2;晚期二度病变则探针水平探入超过3 mm,或超过颊舌径的1/2,但不能与对侧相通,也就是说,分叉区尚有一部分骨间隔存在(图3-6)。

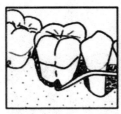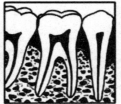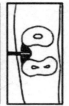

早期二度分叉病根

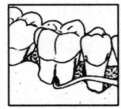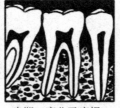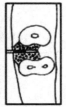

晚期二度分叉病根

图 3-6 二度分叉区病损

3.三度

病变波及全部根分叉区,根间牙槽骨全部吸收,探针能通过分叉区,但牙龈仍覆盖分叉区。X 线片见该区骨质消失呈透射区(图 3-7)。

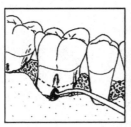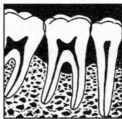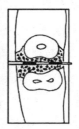

图 3-7 三度分叉区病损

4.四度

病变波及全部根分叉区,根间骨间隔完全破坏,牙龈退缩而使分叉区完全开放而能直视(图 3-8)。

以上分度方法同样适用于上颌的三根分叉牙。但由于三根分叉在拍摄 X 线片时牙根重叠,因而影像模糊不清。临床检查时可用弯探针从腭侧进入,探查近中分叉及远中分叉是否尚有骨质存在,或已完全贯通。借此法来辨别是二度或三度病损。但这些检查都只能探查水平向的根分叉骨缺损。

X 线片在根分叉病变的诊断中只能起辅佐作用,实际病变总是比 X 线片所显示的要严重些。这是由影像重叠、投照角度不同及骨质破坏形态复杂所造成的。当见到分叉区已有牙周膜增宽的黑线,或骨小梁略显模糊时,临床上已肯定有二度以上的病变,应仔细检查。当磨牙的某一个牙根有明显的骨吸收时,也应想到根分叉区可能已受波及。

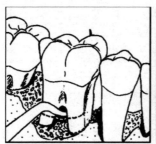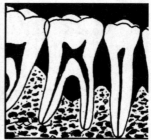

图 3-8   四度分叉区病损

根分叉区易于存积菌斑,故此处牙周袋常有明显的炎症或溢脓。但也有时表面似乎正常,而袋内壁却有炎症,探诊后出血常能提示深部存在炎症。当治疗不彻底或其他原因使袋内引流不畅时,能发生急性牙周脓肿。当病变使牙根暴露或发生根面龋,或牙髓受累时,患牙常可出现对温度敏感直至自发痛等症状。早期牙齿尚不松动,晚期牙齿松动。

(四)治疗原则

根分叉区病变的治疗原则与单根牙病变基本一致,但由于分叉区的解剖特点,如分叉的位置高低,两根(或三根)之间如过于靠拢,则妨碍刮治器械的进入。根面的凹槽,骨破坏形态的复杂性等因素,使分叉区的治疗难度大大提高,疗效也受到一定影响。治疗的目标有二:①消除或改善因病变所造成的缺损,形成一个有利于患者控制菌斑和长期保持疗效的局部形态。②对早期病变促使其有一定程度的新附着,这方面尚有较大难度。

对一度根分叉病变处的浅牙周袋,做彻底的龈下刮治和根面平整即可,袋深且牙槽骨形态不佳者则做翻瓣术并修整骨外形。

二度病变牙周袋较深者不宜做单纯的袋切除术,因会使附着龈丧失,且效果不持久。此时应做翻瓣术,必要时修整骨外形,并将龈瓣根向复位,使袋变浅,根分叉区得以充分外露,便于患者自我控制菌斑,防止病变复发。若牙齿、牙槽骨的形态较好,分叉区能彻底进行根面平整,则可用引导性组织再生手术加植骨术,促使分叉处新骨形成。此法为目前研究的热点。

三度和四度根分叉病变,因分叉区病变已贯通,单纯翻瓣术难以消除深袋和保持分叉区的清洁。可将病变最严重的牙根截除或用分牙术等消除分叉区,以利患者自我保持清洁。

第三节 牙 龈 病

　　牙龈病指发生于牙龈组织而不侵犯深部其他牙周组织的一组疾病,其中牙龈炎最常见。几乎所有的牙龈疾病中均有慢性炎症存在,因为龈牙结合部总是存在牙菌斑及其他激惹因素。除炎症外,也可伴有增生、变性、萎缩、坏死等病理变化。在有些牙龈病中,炎症可以为原发和唯一的变化,如最常见的菌斑性龈炎;炎症也可以是后发生或伴发于某些全身因素所致的疾病,如药物性牙龈增生常因伴有菌斑引起的炎症而加重;有些全身情况本身并不引起牙龈疾病,但它们可改变机体对微生物的反应性,从而促发或加重牙龈的炎症,如妊娠期的牙龈炎。

一、慢性缘龈炎

　　慢性缘龈炎是局限于边缘龈和龈乳头的慢性炎症性疾病,无结缔组织附着丧失,没有明显的骨质破坏,X 线诊断结果通常为阴性。

(一)病因

1.菌斑因素

　　龈炎的这些改变被认为是菌斑内抗原及趋化因子造成的宿主反应。通常情况,炎症和免疫反应对宿主起到保护作用,然而在一定条件下,炎症和免疫反应也可造成宿主的损害。

　　在发病因子中,菌斑诱导的效应机制是龈炎病理发生的主要原因,尤其是靠近牙龈边缘处的龈上菌斑及龈下菌斑。在牙龈健康部位,龈上菌斑薄而稀疏,主要含有革兰阳性球菌和丝状菌,其中以革兰阳性放线菌居多,研究发现引起龋病的菌斑细菌与引起龈炎的菌斑细菌不一样,附着在牙冠上的菌斑主要含有能合成葡聚糖的链球菌,而附着在牙颈部的菌斑主要含有能合成果聚糖的链球菌。随着菌斑的成熟,菌斑增厚,细菌数量增多,并逐渐有革兰阴性菌定植,如韦荣球菌、类杆菌、纤毛菌等,但从总的比例来看,仍然是革兰阳性球菌、杆菌和丝状菌占优势。在近龈缘的成熟龈上菌斑的外表面上,常见到细菌聚集成"玉米棒"样或"谷穗"状,研究证实其中心为革兰阳性丝状菌,如颊纤毛菌、放线菌,表面附着较多的球菌,如链球菌、韦荣球菌。龈下菌斑厚度和细菌数目明显增加,在龈炎初期,由正常的革兰阳性球菌为主变为以革兰阴性杆菌为主,其中的黏性放线菌可能发挥着重要作用。在实验性龈炎形成过程中,菌斑中的黏性放线菌数量明显增多,比例增加,且发生在临床炎症症状出现之前。黏性放线菌借助菌毛与合成的果聚糖,可黏附于牙面,与变形链球菌有凝集作用,产生种间黏合,聚集成菌斑,在动物实验中,黏性放线菌可造成田鼠牙周的破坏。由人类中分离的黏性放线菌已证实可造成人类和啮齿动物实验性牙周损害和根面龋。一般认为黏性放线菌是早期龈炎的主要致病菌之一,与龈组织的血管扩张充血、牙龈出血有关。随着牙龈炎症的长期存在,龈下菌斑中革兰阳性球菌和杆菌比例减少,革兰阴性厌氧杆菌的比例增加,如具核梭杆菌、牙龈卟啉单胞菌等。

2.其他的外源性和内源性因素

除了菌斑成分对牙龈组织的刺激以外,其他的外源性和内源性因素也影响慢性缘龈炎的临床表现及发生、发展。

(1)外源性因素常见的是组织创伤和张口呼吸,牙龈的创伤一般是由刷牙或使用牙签不当、咀嚼硬物等造成,如果创伤是短暂的,牙龈可迅速恢复正常,如果创伤反复发生或持续存在,比如下颌切牙反复创伤上颌腭侧黏膜,可能导致牙龈长期肿胀发炎,甚至发展成急性龈炎。食物嵌塞或不良牙科修复体造成的慢性创伤也很常见。张口呼吸或闭唇不全者,牙龈常肿大、流血,受损区域常常与唇外形一致。

(2)内源性因素,如不良修复体、食物嵌塞等,纠正不良习惯如张口呼吸,发炎的牙龈可以在短期内恢复正常。更重要的是教会患者正确的刷牙方法,养成刷牙习惯,防止龈炎的再次发生。

(二)临床表现

患者自觉症状不明显,常有刷牙、咀嚼、吮吸等引起牙龈出血的现象。最早的临床改变是牙龈颜色由粉红转为亮红,龈乳头变钝或轻度水肿。进一步发展,颜色改变更明显,患处牙龈充血发红,变为深红色乃至紫红色,表面光亮水肿,点彩消失,质地松软,龈缘变厚、圆钝,不再与牙面贴附,龈沟液的分泌增加。龈沟一般较浅,不超过 2 mm,但有的部位由于牙龈的炎性肿胀,龈沟加深,此时龈沟底仍位于釉牙骨质界的冠方,附着上皮并无根向移位。加深了的龈沟与发生炎性反应的龈组织一起合称为龈袋。在龈炎中,袋的形成是由于牙龈的增生,而不是袋底的根方移位,因此称为假性牙周袋。袋上皮可有溃疡或糜烂,触诊易出血。病变范围可以是全口的边缘龈和龈乳头,也可能只影响局部牙龈。一般以前牙区最为明显,其次为上后牙颊侧及下后牙舌侧,常常在相应部位有菌斑、牙石、软垢堆积。

慢性缘龈炎是持续的、长期存在的牙龈炎症。在程度上起伏波动,常常是可复性的。组织破坏和修复同时或交替出现,破坏与修复的相互作用影响了牙龈的临床外观,因此牙龈的颜色可表现为淡红、深红或紫红色。牙龈的颜色还与上皮组织角化程度、血管密度、扩张血管周围纤维结缔组织的量、血流量及局部血液循环障碍的严重程度相关。牙龈的外形也取决于组织破坏与修复的相互作用。纤维组织大量破坏,牙龈质地软;当修复反应产生大量纤维组织,有时甚至是过量的纤维组织时,牙龈质地较硬、边缘宽而钝。因此,龈缘变钝可能是因为水肿,也可能是因为纤维增生。另外,如果牙龈组织较薄,炎症反应可能导致牙龈退缩,胶原丧失,探诊龈沟深度变浅甚至为零。

显微镜下可见菌斑及钙化沉积物沉积于牙面,并与沟内上皮相接触,龈组织内有大量浆细胞、淋巴细胞及中性粒细胞浸润,牙龈纤维组织被溶解,有时可见纤维结缔组织增生成束。结合上皮及龈上皮均增生,白细胞迁移出血管,穿过结合上皮进入龈沟。发炎的牙龈血管扩张,血管周围可见炎性细胞。超微结构的研究显示,上皮细胞的细胞间隙增大,部分细胞间联合被破坏,有时淋巴细胞和浆细胞均会进入增大了的细胞间隙。牙龈内血管周围纤维组织溶解,炎症区成纤维细胞显示退行性改变,包括明显的胞质水肿、内质网减少、线粒体的嵴减、胞质膜破裂等。这些细胞病理改变常伴随淋巴细胞的活性增高,在龈炎初期,血管周围纤维组织的丧失更易于在电镜下发现,淋巴细胞、浆细胞在胶原纤维破坏处大量存在,肥大细胞、中性白细胞、巨噬细胞也常见。

(三)诊断

以菌斑性龈炎为例。

(1)牙龈色泽:游离龈或龈乳头深红或暗红色,炎症较重时,可波及附着龈。有些患者,龈缘可呈鲜红色,且有肉芽状增生。

(2)牙龈外形:龈乳头圆钝肥大,波及附着龈时,点彩消失,表面光滑发亮。

(3)牙龈质地:牙龈松软脆弱,缺乏弹性,有些病例可伴有增生。

(4)龈沟深度:牙龈炎性肿胀或增生时,龈沟可达 3 mm,但无附着丧失。

(5)探诊出血:这是诊断牙龈有无炎症的重要客观指标。

(6)龈沟液增多:龈沟液量可作为判断炎症程度的指标。

(7)自觉症状:可有刷牙或咬硬物时出血,或在咬过的食物上有血渍。有些患者偶尔感到牙龈局部痒、胀等不适,并有口臭等。

（四）治疗

（1）去除病因：通过牙周洁治彻底清除菌斑和牙石，纠正其他刺激因素。

（2）药物治疗：若炎症较重可配合局部药物治疗，如过氧化氢溶液、碘制剂、漱口水等。

二、青春期龈炎

青春期龈炎是与内分泌有关的龈炎，在新分类中隶属于菌斑性龈病中受全身因素影响的牙龈病。

牙龈是性激素作用的靶器官。性激素波动发生在青春期、月经期、妊娠期和绝经期。女性在生理期和非生理期（如性激素替代疗法和使用性激素避孕药）时，激素的变化可引起牙周组织的变化，尤其是已存在菌斑性牙龈炎时变化更明显。这类龈炎的特点是非特异性炎症伴有突出的血管成分，临床表现为明显的出血倾向。青春期龈炎为非特异性的慢性炎症，是青春期最常见的龈病。

（一）病因

青春期龈炎与牙菌斑和内分泌明显有关。青春期牙龈对局部刺激的反应往往加重，可能是激素（最重要的是雌激素和睾丸激素）水平高使得龈组织对菌斑介导的反应加重。不过这种激素作用是短暂的，通过口腔卫生措施可逆转。这一年龄段的人群，乳牙与恒牙的更替、牙齿排列不齐、口呼吸及戴矫治器等，造成牙齿不易清洁。加之该年龄段患者一般不注意保持良好的口腔卫生习惯，如刷牙、用牙线等，易造成菌斑的滞留，引起牙龈炎，而牙石一般较少。

成人后，即使局部刺激因素存在，牙龈的反应程度也会减轻。但要完全恢复正常必须去除这些刺激物。此外，口呼吸、不恰当的正畸治疗、牙排列不齐等也是儿童发生青春期龈炎的促进因素。青春期牙龈病的发生率和程度均增加，保持良好的口腔卫生能够预防牙龈炎的发生。

（二）临床表现

青春期发病，牙龈的变化为非特异性的炎症，边缘龈和龈乳头均可发生炎症，好发于前牙唇侧的牙间乳头和龈缘。其明显的特征：龈色红、水肿、肥大，轻刺激易出血，龈乳头肥大常呈球状突起。牙龈肥大发炎的程度超过局部刺激的程度，且易于复发。

（三）诊断

（1）青春期前后的患者。

(2)牙龈肥大发炎的程度超过局部刺激的程度。

(3)可有牙龈增生的临床表现。

(4)口腔卫生情况一般较差,可有错殆、正畸矫治器、不良习惯等因素存在。

(四)治疗

(1)口腔卫生指导。

(2)控制菌斑洁治,除去龈上牙石、菌斑和假性袋中的牙石。

(3)纠正不良习惯。

(4)改正不良修复体或不良矫治器。

(5)经上述治疗后仍有牙龈外形不良、呈纤维性增生者可行龈切除术和龈成形术。

(6)完成治疗后应定期复查,教会患者正确刷牙和控制菌斑的方法,养成良好的口腔卫生习惯,以防止复发。对于准备接受正畸治疗的青少年,应先治愈原有的牙龈炎,并教会他们掌握正确的控制菌斑的方法。在正畸治疗过程中,定期进行牙周检查和预防性洁治,对于牙龈炎症较重无法控制者应及时中止正畸治疗,待炎症消除、菌斑控制后继续治疗,避免对深部牙周组织造成损伤和刺激。

三、妊娠期龈炎

妊娠期龈炎是指妇女在妊娠期间,由于女性激素水平升高,原有的牙龈炎症加重,牙龈肿胀或形成龈瘤样改变(实质并非肿瘤)。分娩后病损可自行减轻或消退。妊娠期龈炎的发生率报告不一,在 30%～100%。国内对上海700名孕妇的问卷调查及临床检查的研究结果显示,妊娠期龈炎的患病率为73.57%,随着妊娠时间的延长,妊娠期龈炎的患病率也提高,妊娠期龈瘤患病率为 0.43%。有文献报告,孕期妇女的龈炎发生率及程度均高于产后,虽然孕期及产后的菌斑指数均无变化。

(一)病因

妊娠期龈炎与牙菌斑和患者的黄体酮水平升高有关。妊娠本身不会引起龈炎,只是由于妊娠时性激素水平的改变,原有的慢性炎症加重。因此,妊娠期龈炎的直接病因仍然是牙菌斑,此外与全身内分泌改变即体内性激素水平的变化有关。

研究表明,牙龈是雌性激素的靶器官,妊娠时雌激素水平增高,龈沟液中的雌激素水平也增高,牙龈毛细血管扩张、淤血,炎症细胞和液体渗出增多。有文献报告,雌激素和黄体酮参与调节牙龈中花生四烯酸的代谢,这两种激素刺激前列腺素的合成。妊娠时雌激素和黄体酮水平的增高影响龈上皮的角化,导致上皮屏障的有效作用降低,改变结缔组织基质,并能抑制对菌斑的免疫反应,使原有的龈炎临床症状加重。

有学者发现妊娠期龈炎患者的牙菌斑内中间普氏菌的比率增高,并与血浆中雌激素和黄体酮水平的增高有关。因此在妊娠期炎症的加重可能是由于菌斑成分的改变而不只是菌斑量的增加。分娩后,中间普氏菌的数量降至妊娠前水平,临床症状也随之减轻或消失。有学者认为黄体酮在牙龈局部的增多,为中间普氏菌的生长提供了营养物质。在口腔卫生良好且无局部刺激因素的孕妇,妊娠期龈炎的发生率和程度均较低。

(二)临床表现

1.妊娠期龈炎

患者一般在妊娠前即有不同程度的牙龈炎,从妊娠2~3个月后开始出现明显症状,至8个月时达到高峰,且与黄体酮水平相一致。分娩后约2个月时,龈炎可减轻至妊娠前水平。妊娠期龈炎可发生于个别牙或全口牙龈,以前牙区为重。龈缘和龈乳头呈鲜红或暗红色,质地松软、光亮,呈显著的炎性肿胀,轻触牙龈极易出血,出血常为就诊时的主诉症状。一般无疼痛,严重时龈缘可有溃疡和假膜形成,有轻度疼痛。

2.妊娠期龈瘤

妊娠期龈瘤亦称孕瘤。据报告,妊娠期龈瘤在妊娠妇女的发生率为1.8%~5%,多发生于个别牙列不齐的牙间乳头区,前牙尤其是下前牙唇侧乳头较多见。通常在妊娠第3个月,牙间乳头出现局限性反应性增生物,有蒂或无蒂、生长快、色鲜红、质松软、易出血,一般直径不大于2 cm。有的病例在肥大的龈缘处呈小分叶状,或出现溃疡和纤维素性渗出。严重病例可因巨大的妊娠瘤妨碍进食,但一般直径不超过2 cm。妊娠期龈瘤的本质不是肿瘤,不具有肿瘤的生物学特性。分娩后,妊娠瘤大多能逐渐自行缩小,但必须除去局部刺激物才能使病变完全消失。

妊娠妇女的菌斑指数可保持相对无改变,临床变化常见于妊娠期4~9个月时,有效地控制菌斑可使病变逆转。

(三)诊断

(1)孕妇,在妊娠期间牙龈炎症明显加重且易出血。

(2)临床表现为牙龈鲜红、松软、易出血,并有菌斑等刺激物的存在。

(3)妊娠瘤易发生在孕期的第 4 个月到第 9 个月。

(四)鉴别诊断

(1)有些长期服用避孕药的育龄妇女也可有妊娠期龈炎的临床表现,一般通过询问病史可鉴别。

(2)妊娠期龈瘤应与牙龈瘤鉴别。牙龈瘤的临床表现与妊娠期龈瘤十分相似,可发生于非妊娠的妇女和男性患者。临床表现为个别牙间乳头的无痛性肿胀、突起的瘤样物、有蒂或无蒂、表面光滑、牙龈颜色鲜红或暗红、质地松软极易出血,有些病变表面有溃疡和脓性渗出物。一般多可找到局部刺激因素,如残根、牙石、不良修复体等。

(五)治疗

(1)细致认真的口腔卫生指导。

(2)控制菌斑(洁治),除去一切局部刺激因素(如牙石、不良修复体等),操作手法要轻巧。

(3)一般认为分娩后病变可退缩。妊娠瘤若在分娩以后仍不消退则需手术切除,对一些体积较大妨碍进食的妊娠瘤可在妊娠 4~6 个月时切除。手术时注意止血。

(4)在妊娠前或早孕期治疗牙龈炎和牙周炎,并接受口腔卫生指导是预防妊娠期龈炎的重要举措。

虽然受性激素影响的龈炎是可逆的,但有些患者未经治疗或不稳定可引发牙周附着丧失。

四、药物性牙龈增生

药物性牙龈增生又称药物性牙龈肥大,是指全身用药引起牙龈完全或部分的肥大,与长期服用药物有关。我国在 20 世纪 80 年代以前,药物性牙龈增生主要是由抗癫痫药苯妥英钠引起。近年来,临床上经常发现因高血压和心、脑疾病服用钙通道阻滞剂以及用于器官移植患者的免疫抑制剂——环孢素等引起的药物性牙龈肥大,而苯妥英钠引起的龈肥大相对少见。目前我国高血压患者已达 1.34 亿,心、脑血管疾病亦随着我国社会的老龄化进一步增加,最近这些疾病又出现低龄化的趋势。依据中国高血压协会的统计,目前我国高血压患者接受药物治疗者约 50% 使用钙通道阻滞剂,其中约 80% 的高血压患者服用硝苯地平等低价药,由此可见,钙通道阻滞剂诱导的药物性牙龈增生在口腔临床工作中会越来越多见。

药物性龈肥大的存在不仅影响到牙面的清洁作用,妨碍咀嚼、发音等功能,有时还会造成心理上的障碍。

(一)病因

1.药物的作用

与牙龈增生有关的常用药物有三类。①苯妥英钠:抗惊厥药,用于治疗癫痫病;②环孢素:免疫抑制剂,用于器官移植患者以避免宿主的排异反应,以及治疗重度牛皮癣等;③钙离子通道拮抗剂,如硝苯地平,抗高血压药。长期服用这些药物的患者易发生药物性龈增生,其增生程度与年龄、服药时间、剂量有关,并与菌斑、牙石有关。

上述药物引起牙龈增生的真正机制目前尚不十分清楚。据报告,长期服用苯妥英钠治疗癫痫者有 $40\%\sim50\%$ 发生牙龈纤维性增生,年轻人多于老年人。组织培养表明苯妥英钠能刺激成纤维细胞的分裂活动,使合成蛋白质和胶原的能力增强,同时,细胞分泌无活性的胶原溶解酶。合成大于降解,致使结缔组织增生。有人报告药物性龈增生患者的成纤维细胞对苯妥英钠的敏感性增高,易产生增殖性变化,此可能为基因背景。环孢素 A 为免疫抑制剂,常用于器官移植或某些自身免疫性疾病患者。有学者报告该药会引起牙龈肥大,服用此药者有 $30\%\sim50\%$ 发生牙龈纤维性增生,另有研究发现服药量超过 500 mg/d 会诱导牙龈增生。硝苯地平为钙离子通道阻断剂,对高血压、冠心病患者具有扩张外周血管和冠状动脉的作用,对牙龈也有诱导增生的作用,约有 20% 的服药者发生牙龈增生。环孢素和钙通道阻滞剂两药联合应用,会增加牙龈增生的发生率和加重严重程度。这两种药引起牙龈增生的原因尚不十分清楚,有人报告两种药物以不同的方式降低了胶原酶活性或影响了胶原酶的合成。也有人认为牙龈成纤维细胞可能是钙离子通道阻断剂的靶细胞,硝苯地平可改变其细胞膜上的钙离子流动而影响细胞的功能,使胶原的合成大于分解,从而使胶原聚集而引起牙龈增生。

最近的研究表明,苯妥英钠、环孢素可能通过增加巨噬细胞的血小板生长因子的基因表现而诱导牙龈增生。这些药物能抑制细胞的钙离子摄入(钙是细胞内 ATP 酶活动所必需的)导致牙龈的过度生长。此外,药物对牙龈上皮细胞凋亡的影响作用不可忽视,甚至有的与药物剂量和用药时间呈正相关。这些相关凋亡蛋白的异常表达,可破坏上皮组织的代谢平衡,最终导致龈组织增生。

2.菌斑的作用

菌斑引起的牙龈炎症可能促进药物性牙龈增生的发生。长期服用苯妥英钠,可使原来已有炎症的牙龈发生纤维性增生。有研究表明,牙龈增生的程度与原有的炎症程度和口腔卫生状况有明显关系。人类和动物实验也证实,若无明显的菌斑微生物、局部刺激物及牙龈的炎症或对服药者施以严格的菌斑控制,药物性牙龈增生可以减轻或避免。但也有人报告,增生可发生于无局部刺激物的牙龈。可以认为,局部刺激因素虽不是药物性牙龈增生的原发因素,但菌斑、牙石、食物嵌塞等引起的牙龈炎症能加速和加重药物性牙龈增生的发展。

(二)临床表现

药物性龈增生好发于前牙(特别是下颌),初起为龈乳头增大,继之扩展至唇颊龈,也可发生于舌、腭侧牙龈,大多累及全口龈。增生龈可覆盖牙面 1/3 或更多。病损开始时,点彩增加并出现颗粒状和疣状突起,继之表面呈结节状、球状、分叶状,色红或粉红,质地坚韧。口腔卫生不良、创伤𬌗、龋齿、不良充填体和矫治器等均能加重病情。增生严重者可波及附着龈并向冠方增大,以致妨碍咀嚼。当牙间隙较大时,病损往往较小,可能由此处清洁作用较好所致。无牙区不发生本病损。牙龈肥大、龈沟加深,易使菌斑、软垢堆积,大多数患者合并有牙龈炎症。此时增生的牙龈可呈深红或暗红色,松软易于出血。增生的牙龈还可挤压牙齿移位,以上、下前牙区较多见。

苯妥英钠性牙龈增生一般在停药后数月之内增生的组织可自行消退。切除增生牙龈后若继续服药,病变仍可复发。

(三)诊断

(1)患者有癫痫或高血压、心脏病或接受过器官移植,并有苯妥英钠、环孢素、硝苯地平或维拉帕米等的服药史。一般在用药后的 3 个月即发病。

(2)增生起始于牙间乳头,随后波及龈缘,表面呈小球状、分叶状或桑椹状,质地坚实、略有弹性。牙龈色泽多为淡粉色。

(3)若合并感染则有龈炎的临床表现,存在局部刺激因素。

(四)鉴别诊断

药物性龈增生主要应与伴有龈增生的菌斑性龈炎和龈纤维瘤病相鉴别。

1.伴有龈增生的菌斑性龈炎

又称为增生性龈炎,是慢性炎症性肥大,有明显的局部刺激因素,多因长期接触菌斑所引起。增生性龈炎是牙龈肿大的常见疾病,好发于青少年。龈增生一般进展缓慢,无痛。通常发生于唇颊侧,偶见舌腭侧,主要局限在龈乳头和边缘龈,可限于局部或广泛,牙龈的炎症程度较药物性龈增生和遗传性牙龈纤维瘤病重。口呼吸患者的龈增生位于上颌前牙区,病变区的牙龈变化与邻近未暴露的正常黏膜有明显界线。牙龈增生大多覆盖牙面的1/3～2/3,一般分为两型。①炎症型(肉芽型):炎症型表现为牙龈深红或暗红,松软,光滑,易出血,龈缘肥厚,龈乳头呈圆球状增大。②纤维型:纤维型表现为牙龈实质性肥大,较硬而有弹性,颜色接近正常。临床上炎症型和纤维型常混合存在,病程短者多为炎症型,病程长者多转变为纤维型。

2.龈纤维瘤病

龈纤维瘤病可有家族史,而无服药史。龈增生较广泛,大多覆盖牙面的2/3以上,以纤维性增生为主。

(五)治疗

(1)停止使用或更换引起牙龈增生的药物是最根本的治疗,然而大多数患者的病情并不允许停药。因此必须与相关的专科医师协商,考虑更换使用其他药物或与其他药物交替使用,以减轻不良反应。

(2)去除局部刺激因素:通过洁治、刮治去除菌斑、牙石,消除其他一切导致菌斑滞留的因素,并指导患者切实掌握菌斑控制的方法。治疗后多数患者的牙龈增生可明显好转甚至消退。

(3)局部药物治疗:对于牙龈炎症明显的患者,除了去除菌斑和牙石外,可用3%过氧化氢液冲洗龈袋,并在袋内置入抗菌消炎的药物,待炎症减轻后再进行下一步的治疗。

(4)手术治疗:对于虽经上述治疗但增生的牙龈仍不能完全消退者,可进行牙龈切除并成形的手术治疗;对于重度增生的患者为避免角化龈切除过多可采用翻瓣加龈切术的方法。术后若不停药和忽略口腔卫生,则易复发。

(5)指导患者严格控制菌斑,以减轻服药期间的牙龈增生程度,减少和避免手术后的复发。

对于需长期服用苯妥英钠、硝苯地平、环孢素等药物的患者,应在开始用药前先治疗原有的慢性牙龈炎。

第四章

牙 髓 病

第一节 牙髓病概论

牙髓位于牙齿内部,周围被矿化程度较高的牙本质所包围,外界刺激不易进入牙髓腔,引起牙髓病变,只有在刺激强度极大时,才可能使牙髓受到损害。牙髓组织通过一或数个窄小的根尖孔与根尖周组织密切联系,牙髓中的病变产物和细菌很容易通过极尖孔向根尖周组织扩散,使根尖周组织发生病变。

一、病因

在大多数情况下,牙髓的病变是在牙釉质、牙骨质和牙本质被破坏后产生的。牙髓的感染多由细菌引起,这些细菌都来自口腔,多数是来自深龋洞中,深龋洞是一个相当缺氧的环境,这些地方有利于厌氧菌的生长繁殖,当龋洞接近牙髓或已经穿通牙髓时,细菌或其产生的毒素可进入髓腔引起牙髓炎。其他一些近牙髓的牙体硬组织非龋性疾病,如外伤所致的牙折,楔状缺损过深使牙髓暴露,畸形中央尖,磨损后露髓,畸形舌侧窝,隐裂,严重的磨损等也可引起牙髓炎。牙齿患牙周病时,深达根尖的牙周袋可以使感染通过根尖孔或侧支根管进入髓腔,引起逆行性牙髓炎。另外菌血症或脓血症时,细菌可随血液循环进入牙髓,引起牙髓炎。除感染外,一些不当的刺激也会引起牙髓炎,如温度骤然改变,骤冷骤热便会引起牙髓充血,甚至转化为牙髓炎;治疗龋病时,某些充填材料含刺激性物质,会引起牙髓病变;消毒窝洞的药物刺激性过强,牙髓失活剂使用不当,备洞时操作不当产热过多等。

二、临床分类与表现

牙髓病是临床上常见的口腔疾病,可以表现为急性或慢性的过程,也可以互相转变,牙髓炎是牙髓病中发病率最高的一种疾病。牙髓病是指牙齿受到细菌感染、创伤、温度或电流等外来物理及化学刺激作用时,牙髓组织发生一系列病变的疾病。在组织病理学上一般将牙髓分为正常牙髓和各种不同类型的病变牙髓。由于它们常存在着移行阶段和重叠现象,所以采用组织病理学的方法,有时要将牙髓状况的各段准确地分类也很困难,对于临床医师来说,重要的是需要判断患牙的牙髓是否通过实施一些临床保护措施而得以保留其生活状态且不出现临床症状。因此,根据牙髓的临床表现和治疗预后可分为可复性牙髓炎、不可复性牙髓炎、牙髓坏死、牙髓钙化和牙内吸收。其中不可复性牙髓炎又分为急性牙髓炎、慢性牙髓炎、逆行性牙髓炎、残髓炎。现将常见的牙髓病表现介绍如下。

(一)可复性牙髓炎

可复性牙髓炎是一种病变较轻的牙髓炎,受到温度刺激时,产生快而锐的酸痛或疼痛,但不严重,刺激去除后,疼痛立即消失,每次痛的时间短暂,不拖延。检查可见无穿髓孔。如果致病时刺激因子被消除,牙髓可恢复正常,如果刺激继续存在,炎症继续发展,成为不可复性牙髓炎。

(二)不可复性牙髓炎

不可复性牙髓炎是有间断或持续的自发痛,骤然的温度可诱发长时间疼痛。患者身体姿势发生改变时也引起疼痛,如弯腰或躺卧,这是由于体位改变使牙髓腔内压力增加所致。疼痛可以是锐痛,也可以是钝痛,但多数人不易指出患牙的确切位置,有时疼痛呈放散性,有时呈反射性。如果炎症渗出物得到引流,炎症可以消退,疼痛缓解。如得不到引流,刺激继续存在,则炎症加重而使牙髓坏死。

1.逆行性牙髓炎

逆行性牙髓炎是牙周病患牙当牙周组织破坏后,使根尖孔或侧支根尖孔外露,感染由此进入牙髓,引起牙髓炎症。表现为锐痛,近颈部牙面的破坏和根分歧处外露的孔所引起的炎症,多为局限性,疼痛不很剧烈。牙周袋深达根尖或接近根尖,冷热刺激可引起疼痛。

2.残髓炎

残髓炎是指经过牙髓治疗后,仍有残存的少量根髓,并发生炎症时。如干髓治疗的牙齿,经常发生残髓炎。常表现为自发性钝痛,放散到头面部,每天发作一两次,疼痛持续时间较短,温度刺激痛明显,有咬合不适感或有轻微咬合痛,有牙髓治疗史。

(三)牙髓坏死

牙髓坏死是指牙髓组织因缺氧而死亡的病变,经常是由于不可复性牙髓炎继续发展的结果,也可能由于化学药物的刺激产生的,也可能由于牙齿受到外伤或牙周炎破坏达根尖区,根尖周组织和根管内组织发生栓塞而使牙髓坏死,牙冠可变为黄色或暗灰色,冷热刺激时都无反应。如不及时治疗,则病变可向根尖周组织扩展,引起根尖周炎。

第二节 常见治疗措施

一、年轻恒牙的治疗特点

乳牙脱落后新萌出的恒牙牙根未发育完成,仍处在继续生长发育阶段,此阶段的恒牙称为年轻恒牙。年轻恒牙髓腔大,根管粗,牙本质薄,牙本质小管粗大,所以外来刺激易波及牙髓;年轻恒牙的牙根在萌出3~5年才能完全形成,年轻恒牙的牙髓组织与乳牙相似,因根尖开口较大,髓腔内血液供给丰富,发生炎症时,感染容易扩散,如得到及时控制,也可能恢复。

年轻恒牙牙髓组织不仅具有对牙有营养和感觉的功能,而且与牙齿的发育有密切关系。因此,牙髓炎的治疗以保存生活牙髓为首选治疗。年轻恒牙萌出后2~3年牙根才达到应有的长度,3~5年根尖才发育完成。所以,年轻恒牙牙髓炎应尽力保存活髓组织,如不能保存全部活髓,也应保存根部活髓,如不能保存根部活髓,也应保存患牙。治疗中常常选择盖髓术和活髓切断术,对根尖敞开,牙根未发育完全的死髓牙应采用促使根尖继续形成的治疗方法,即根尖诱导形成术。

二、恒牙髓腔解剖特点及开髓方法

(一)上颌前牙

1.髓腔解剖特点

一般为单根管,髓室与髓腔无明显界限,根管粗大,近远中纵剖面可见进远中髓角突向切方,唇舌向纵剖面可见髓室近舌隆突部膨大,根管在牙颈部横截面呈圆三角形。

2.开髓方法

在舌面舌隆突上方垂直与舌面钻入,逐层深入,钻针应向四周稍微扩展,以免折断。当有落空感时,调整车针方向与牙体长轴方向一致进入髓腔,改用提拉动作揭去髓室顶,形成一顶向根方的三角形窝洞。

(二)下颌前牙

1.髓腔解剖特点

与上颌前牙基本相同,只是牙体积小,髓腔细小。

2.开髓方法

开髓时车针一定要局限于舌隆突处,勿偏向近远中,开髓外形呈椭圆形,进入髓腔方向要与根管长轴一致,避免近远中侧穿。

(三)上颌前磨牙

1.髓腔解剖特点

髓室呈立方形,颊舌径大于近远中径,有2个细而突的髓角分别伸入颊舌尖内,分为颊舌两个根管,根分歧部比较接近根尖1/3部,从洞口很难看到髓室底.上颌第1前磨牙多为两个根管,上颌第2前磨牙可为一个根管,约40%为双根管。

2.开髓方法

在颌面作成颊舌向的椭圆形窝洞,先穿通颊舌两髓角,不要将刚穿通的两个髓角误认为根管口,插入裂钻向颊舌方向推磨,把颊舌两髓角连通,便可揭开髓室顶。

(四)下颌前磨牙

1.髓腔解剖特点

单根管,髓室和根管的颊舌径较大,髓室和根管无明显界限,牙冠向舌侧倾斜,髓腔顶偏向颊侧。

2.开髓方法

在颌面偏颊尖处钻入,切勿磨穿近远中壁和颊舌侧壁,始终保持车针与牙体长轴一致。

(五)上颌磨牙

1.髓腔解剖特点

髓腔形态与牙体外形相似,颊舌径宽,髓角突入相应牙尖内,其中近中颊髓角最高,颊侧有近远中2个根管,根管口距离较近,腭侧有一粗大的根管,上颌第2磨牙可出现2个颊根融合为一个较大的颊根。

2.开髓方法

开髓洞形要和牙根颈部横截面根管口连线一致,做成颊舌径长,近远中径短的圆三角形,三角形的顶在腭侧,底在颊侧,其中一边在斜嵴的近中侧与斜嵴平行,另一边与近中边缘嵴平行。

(六)下颌磨牙

1.髓腔解剖特点

髓腔呈近远中大于颊舌径的长方体。牙冠向舌侧倾斜,髓室偏向颊侧。髓室在颈缘下 2 mm,髓室顶至底的距离为 2 mm,一般有近中、远中两根,下颌第1磨牙有时有 3 根,近中根分为颊舌两根管,远中根可为一粗大的根管,也可分为颊舌两根管。下颌第 2 磨牙有时近远中两根在颊侧融合,根管也在颊侧融合,根管横截面呈"C"形。

2.开髓方法

在颌面近远中径的中 1/3 偏颊侧钻入。开髓洞形为近远中边稍长,远中边稍短,颊侧洞缘在颊尖的舌斜面上,舌侧洞缘在中央沟处.开髓洞形的位置应在颊舌向中线的颊侧,可避免造成舌侧颈部侧穿和髓底台阶。

三、髓腔和根管口的解剖规律

(1)髓室底的水平相当于釉牙骨质界的水平,继发牙本质的形成不会改变这个规律,所以,釉牙骨质界可以作为寻找和确认髓室底的固定解剖标志。

(2)在釉牙骨质界水平的牙齿横截面上,髓腔形状与牙齿断面形状相同,并且位于断面的中央,就是说,髓室底的各个边界距离牙齿外表面是等距离的。

(3)继发性牙本质形成有固定的位置和模式,在髓腔的近远中颊舌 4 个侧壁,髓室顶和髓室底表面成球面状形成。

(4)颜色规律。①髓室底的颜色比髓腔壁的颜色深,即髓室底的颜色发黑,髓腔壁的颜色发白,黑白交界处就是髓室底的边界。②继发性牙本质比原发性牙本质颜色浅,即继发性牙本质是白色的,原发性牙本质是黑色的。

(5)沟裂标志:根管口之间有深色地沟裂相连,沟裂内有时会有牙髓组织。当根管口被重重地钙化物覆盖时,沿着沟裂的走向去除钙化物,在沟裂的尽头就能找到根管,这是相当快速而安全的技巧。

(6)根管口一定位于髓腔侧壁与髓室底交界处。

(7)根管口一定位于髓室底的拐角处。

(8)根管口分布对称性规律:除了上颌磨牙之外的多根牙,在髓室底画一条近远中方向的中央线,根管口即分布在颊舌两侧,并且对称性排列。就是说,颊舌根管口距离中央线的距离相等,如果只有一个根管口,则该根管口一定位于中线上或其附近不会偏离很大。根据这个规律可以快速地判断下磨牙是否存在远中舌根管。

四、寻找根管口的几种方法

(1)多根管牙常因增龄性变化或修复性牙本质的沉积,或髓石,或髓腔钙化,或根管形态变异等情况,而使根管口不易查找时,可借助于牙齿的三维立体解剖形态,从各个方向和位置来理解和看牙髓腔的解剖形态;并采用多种角度投照法所拍摄的 X 线片来了解和指出牙根和根管的数目、形状、位置、方向和弯曲情况;牙根对牙冠的关系;牙根及根管解剖形态的各种可能的变异情况等。

(2)除去磨牙髓腔内牙颈部位的遮拦根管口的牙本质领圈,以便充分暴露髓室底的根管口。

(3)采用能溶解和除去髓腔内坏死组织的根管冲洗剂,以彻底清理髓室后,根管口就很可能被察觉出来。

(4)探测根管口时,应注意选择髓室底较暗处的覆盖在牙骨质上方的牙本质和修复性牙本质上做彻底地探查。并且还应注意按照根管的方向进行探查。

(5)髓室底有几条发育沟,都与根管的开口方向有关,即沿髓室底的发育沟移行到根管口。所以应用非常锐利的根管探针沿着发育沟搔刮,可望打开较紧的根管口。

(6)当已经指出一个根管时,可估计其余根管的可能位置,必要时可用小球钻在其根管可能或预期所在的发育沟部位除去少量牙本质,然后使用锐利探针试图刺穿钙化区,以找出根管口,除去牙颈部的牙本质领圈以暴露根管口的位置。注意钻磨发育沟时不要过分地加深或磨平发育沟,以免失去这些自然标志而向侧方磨削或穿刺根分叉区。

(7)在髓室底涂碘酊,然后用稍干的酒精棉球擦过髓底以去碘,着色较深的地方常为根管口或发育沟。

(8)透照法:使用光导纤维诊断仪的光源透照颊舌侧牙冠部之硬组织,光线通过牙釉质和牙本质进入髓腔,可以看到根管口是个黑点;而将光源从软组织靠近牙根突出处进行透照,光线通过软组织、牙骨质和牙本质进入髓腔,则显示出根管口比附近之髓底部要亮些。

五、看牙要用橡皮障

对于大多数患者来说,橡皮障是个非常陌生的概念。其实在欧美很多发达国家橡皮障已经被广泛使用,甚至在一些口腔治疗过程中,不使用橡皮障是违反医疗相关法规的。在国内,橡皮障也正逐步被一些高档诊所以及口腔医院的特诊科采纳,使得口腔治疗更专业、更无菌、更安全、更舒适。

橡皮障是在齿科治疗中用来隔离需要治疗的牙齿的软性橡皮片。同时,橡皮障系统还需要有不同类型的夹子以及面弓来固定。橡皮障的优点在于它提供了一个干燥清洁的工作区域,即强力隔湿,同时防止口腔内细菌向牙髓扩散,避免伤害口腔内舌、黏膜等软组织。橡皮障还能减少血液、唾液的飞溅,做好艾滋病、肝炎等相关传染病的普遍防护,减少交叉感染。对于患者,橡皮障可以提供安全、舒适的保障,这样在治疗过程中就不必注意要持续张口或者担心自己的舌头,也不必担心会有碎片或者小的口腔器械掉到食管或者气管里,营造一个更轻松的术野。

从专业角度来讲,橡皮障技术的必要性更毋庸置疑。例如,目前齿科最常见的根管治疗应该像外科手术一样在无菌环境下,如果不采用橡皮障,就不能保证治疗区域处于无菌环境,这样根管感染以及再感染的可能性将会大大提高。因此,我们常说有效控制感染是根管治疗成功的关键,而使用橡皮障是最重要的手段之一,它可以有效地避免手术过程中口腔环境对根管系统的再污染。此外,橡皮障技术可以更好地配合大量的根管冲洗,避免冲洗液对口腔黏膜的刺激,节约消毒隔离时间,减少诊间疼痛和提高疗效。正是由于橡皮障在根管治疗中如此的重要性,因此在美国,口腔根管治疗中不采用橡皮障是非法的。其实,橡皮障最早使用应该是在齿科的粘连修复中。国外目前流行的观点是:如果没有橡皮障,最好就不要进行粘连修复。因为在粘连修复中,无论酸蚀前后都需要空气干燥,强力隔湿,这样才能避免水蒸气、唾液等污染。橡皮障的应用明显提高粘连的强度,减少微渗。尽管放置橡皮障不是治疗,但它却是提高治疗效果的有效手段。当然在国内,作为一个较新的技术,牙医们还需要投入一定时间来熟悉新的材料和学习新的操作要求,这样才能达到掌握必要技术来有效率地应用产品。但是,毫无疑问,一旦条件成熟,大多数患者都将享受到橡皮障技术带来的安全舒适。

六、常用治疗方法

(一)牙髓失活术

牙髓失活术即"杀神经"是用化学药物使发炎的牙髓组织(牙神经)失去活

力,发生化学性坏死。多用于急、慢性牙髓炎牙齿的治疗。失活药物分为快失活剂和慢失活剂两种。临床上采用亚砷酸、金属砷和多聚甲醛等药物。亚砷酸为快失活剂,封药时间为 24~48 小时;金属砷为慢失活剂,封药时间为 5~7 天;多聚甲醛作用更加缓慢温和,一般封药需 2 周左右。

封失活剂时穿髓孔应足够大,药物应准确放在穿髓孔处,否则起不到失活效果,邻面洞的失活剂必须用暂封物将洞口严密封闭,以防失活剂损伤牙周组织。封药期间,应避免用患牙咀嚼,以防对髓腔产生过大的压力引起疼痛,由于失活剂具有毒性,因此应根据医师嘱咐的时间按时复诊,时间过短,失活不全,给复诊时治疗造成困难,时间过长,药物可能通过根尖孔损伤根尖周组织。封药后可能有暂时的疼痛,但可自行消失,如果疼痛不止且逐渐加重,应及时复诊除去失活剂,敞开窝洞,待症状有所缓解后再行失活。

(1)拔髓通常使用拔髓针。拔髓针有 1 个"0"、2 个"0"和 3 个"0"之分,根管粗大时选择 1 个"0"的拔髓针,根管细小时,选择 3 个"0"的拔髓针。根据我们临床经验,选择拔髓针时,应细一号,也就是说,如根管直径应该使用 2 个"0"的拔髓针,实际上应使用 3 个"0"的拔髓针。这样使用,可防止拔髓针折断在根管内。特别是弯根管更要注意,以防断针。

(2)活髓牙应在局麻下或采用牙髓失活法去髓。为避免拔髓不净,原则上应术前拍片,了解根管的结构,尽量使用新的拔髓针。基本的拔髓操作步骤如下:拔髓针插入根管深约 2/3 处,轻轻旋转使根髓绕在拔髓针上,然后抽出。牙髓颜色和结构,因病变程度而不同,正常牙髓拔出呈条索状,有韧性,色粉红;牙髓坏色者则呈苍白色,或呈瘀血的红褐色,如为厌氧性细菌感染则有恶臭。

(3)对于慢性炎症的牙髓,组织较糟脆,很难完整拔出,未拔净的牙髓可用拔髓针或 10 号K形挫插入根管内,轻轻振动,然后用 3%过氧化氢和生理盐水反复交替冲洗,使炎症物质与新生态氧形成的泡沫一起冲出根管。

(4)正常情况下,对于外伤露髓或意外穿髓的前牙可以将拔髓针插到牙根 2/3 以下,尽量接近根尖孔,旋转 180°将牙髓拔出。对于根管特别粗大的前牙,还可以考虑双针术拔髓。

双针术:先用 75%的乙醇消毒洞口及根管口,参照牙根实际长度,先用光滑髓针,沿远中根管侧壁,慢慢插入根尖 1/3 部,稍加晃动,使牙髓与根管壁稍有分离,给倒钩髓针造一通路。同法在近中制造通路,然后用两根倒钩髓针在近远中沿通路插至根尖 1/3 部,中途如有阻力,不可勉强深入,两针柄交叉同时旋转 180°,钩住根髓拔除。操作时避免粗暴动作,以免断于根管内,不易取出。双针术在临床实践中能够较好的固定牙髓组织,完整拔除牙髓组织的成功率更高,避免将牙髓组织撕碎造成拔髓不全,不失为值得推广的一种好方法。

(5)后牙根管仅使用拔髓针很难完全拔净牙髓,尤其是后牙处在牙髓炎晚期,牙髓组织朽坏,拔髓后往往容易残留根尖部牙髓组织。这会引起术后疼痛,影响疗效。具体处理方法是:用小号挫(15 到 20 号的,建议不要超过 25 号的),稍加力,反复提拉(注意是提拉)。这样反复几次,如果根管不是很弯(<30°角),一般都能到达根尖,再用 2 个"0"或 3 个"0"的拔髓针,插到无法深入处,轻轻旋转,再拉出来,通常能看到拔髓针尖端有很小很小的牙髓组织。

(6)如根管内有残髓,可将干髓液(对苯二酚的乙醇饱和液)棉捻在根管内封5~7 天(根内失活法),再行下一步处理。

(7)拔髓前在根管内滴加少许乙二胺四乙酸(EDTA),可起到润滑作用,使牙髓更容易的从根管中完整拔出。这是一种特别有效的方法,应贯穿在所有复杂的拔髓操作中。润滑作用仅仅是 EDTA 的作用之一,EDTA 有许多其他的作用:①与 Ca 螯合使根管内壁的硬组织脱钙软化,有溶解牙本质的作用。既可节省机械预备的时间,又可协助扩大狭窄和阻塞的根管,具有清洁作用,最佳效能时间 15 分钟。②具有明显的抗微生物性能。③对软组织中度刺激,无毒,也可用作根管冲洗。④对器械无腐蚀。⑤使牙本质小管管口开放,增加药物对牙本质的渗透。

如果临床复诊中不可避免地出现因残髓而致的根管探痛,应在髓腔内注射碧兰麻,然后将残髓彻底拔除干净。

最后补充一点就是,拔髓针拔完牙髓后很难将拔髓针清洗干净,有一种很快的方法也很简单,也许大家都会,具体操作如下:右手拿一根牙刷左手拿拔髓针,用牙刷从针尖向柄刷,同时用水冲。最多两下就可以洗干净。如果不行,左手就拿针顺时针旋转两下,不会对拔髓针有损坏。

(8)砷剂外漏导致牙龈大面积烧伤的处理方法:在局麻下切除烧伤的组织直至出现新鲜血再用碘仿加牙周塞止血,一般临床普遍用此法,使用碘仿纱条时应注意要多次换药!这样效果才会好一点。

防止封砷剂外漏的方法:止血;尽可能地去净腐质;一定要注意隔湿,吹干;丁氧膏不要太硬;棉球不要太大。注意:尽可能不用砷剂,用砷剂封药后应嘱患者,如出现牙龈瘙痒应尽快复诊以免出现不良的后果。医师应电话随访,以随时了解情况。

(二)盖髓术

盖髓术是保存活髓的方法,即在接近牙髓的牙本质表面或已经露髓的牙髓创面上,覆盖具有使牙髓病变恢复效应的制剂,隔离外界刺激,促使牙髓形成牙本质桥,以保护牙髓,消除病变。盖髓术又分为直接盖髓术和间接盖髓术。常用的盖髓剂有氢氧化钙制剂,氧化锌丁香油糊剂等。

做盖髓术时,注意要把盖髓剂放在即将暴露或已暴露的牙髓的部位,然后用氧化锌丁香油糊剂暂时充填牙洞。作间接盖髓术需要观察两周,如果两周后牙髓无异常,可将氧化锌去除部分后行永久充填;若出现牙髓症状,有加重的激发痛或出现自发痛,应进行牙髓治疗。作直接盖髓术时,术后应每半年复查 1 次,至少观察两年,复诊要了解有无疼痛,牙髓活动情况,叩诊是否疼痛,X 线片表现,若无异常就可以认为治疗成功。

当年轻人的恒牙不慎受到外伤致使牙髓暴露,以及单纯龋洞治疗时意外穿髓(穿髓直径不超过0.5 mm)可将盖髓剂盖在牙髓暴露处再充填,这是直接盖髓术。当外伤深龋去净腐质后接近牙髓时,可将盖髓剂放至近髓处,用氧化锌丁香油黏固剂暂封,观察 1～2 周后若无症状再做永久性充填,这是间接盖髓术。

无明显自发痛,龋洞很深,去净腐质又未见明显穿髓点时,可采取间接盖髓术作为诊断性治疗,若充填后出现疼痛,则可诊断为慢性牙髓炎,进行牙髓治疗,盖髓术成功的病例,表现为无疼痛不适,已恢复咀嚼功能,牙髓活力正常,X 线片示有钙化牙本质桥形成,根尖未完成的牙齿,根尖继续钙化。但应注意的是,老年人的患牙若出现了意外穿髓,不宜行直接盖髓术,可酌情选择塑化治疗或根管治疗。

直接盖髓术的操作步骤:①局部麻醉,用橡皮障将治疗牙齿与其他牙齿分隔,用麻醉剂或灭菌生理盐水冲洗暴露的牙髓。②如有出血,用灭菌小棉球压迫,直至出血停止。③用氢氧化钙覆盖暴露的牙髓,可用已经配制好的氢氧化钙,也可用当时调配的氢氧化钙(纯氢氧化钙与灭菌水、盐水或麻醉剂混合)。④轻轻地冲洗。⑤用树脂改良型玻璃离子保护氢氧化钙,进一步加强封闭作用。⑥用牙釉质/牙本质黏结系统充填备好的窝洞。⑦定期检查患者的牙髓活力,并拍摄 X 线片。

(三)活髓切断术

活髓切断术是指在局麻下将牙冠部位的牙髓切断并去除,用盖髓剂覆盖于牙髓断面,保留正常牙髓组织的方法。切除冠髓后,断髓创面覆盖盖髓剂,形成修复性牙本质,可隔绝外界刺激,根髓得以保存正常的功能。根尖尚未发育完成的牙齿,术后仍继续钙化完成根尖发育。较之全部牙髓去除疗法。疗效更为理想,也比直接盖髓术更易成功,但疗效并不持久,一般都在根尖孔形成后,再作根管治疗。

根据盖髓剂的不同,可分为氢氧化钙牙髓切断术和甲醛甲酚牙髓切断术。年轻恒牙的活髓切断术与乳牙活髓切断术有所不同,年轻恒牙是禁止用甲醛甲酚类药物的,术后要定期复查,术后 3 个月、半年、1 年、2 年复查 X 线片。观察牙根继续发育情况,成功标准为无自觉症状,牙髓活力正常,X 线片有牙本质桥形成,根尖继续钙化,无根管内壁吸收或根尖周病变。

活髓切断术适用于感染局限于冠部牙髓,根部无感染的乳牙和年轻恒牙。深龋去腐质时意外露髓,年轻恒牙可疑为慢性牙髓炎,但无临床症状,年轻恒牙外伤露髓,但牙髓健康;畸形中央尖等适合做活髓切断术。病变发生越早,活髓切断术成功率越高。儿童的身体健康状况也影响治疗效果,所以医师选择病例时,不仅要注意患牙情况,还要观察全身状况。

1.活髓切断术的应用指征和疗效

临床上根髓的状况可根据断髓面的情况来判断。如断面出血情况,出血是否在短时间内可以止住。另外从龋齿的深度,患儿有没有自发症状等情况辅助你判断。疗效方面,我个人感觉成功率比较高,对乳牙来说,因为要替换,所以效果还可以。但是恒牙治疗远期会引起根管钙化,增加日后根管治疗的难度。所以,如果根尖发育已经完成的患牙,我建议还是做根管治疗。如果根尖发育未完成,可以先做活切,待根尖发育完成后改做根管治疗,这样可以减轻钙化程度。

乳牙牙髓感染,长处于持续状态,易成为慢性牙髓炎。本来牙髓病的临床与病理诊断符合率差别较大。又因乳牙牙髓神经分布稀疏,神经纤维少,反应不如恒牙敏感,加上患儿主诉不清,使得临床上很难提出较可靠的牙髓病诊断。因此在处理乳牙牙髓病时,不宜采取过于保守的态度。临床明确诊断为深龋的乳牙,其冠髓组织病理学表现和牙髓血象表示,分别有 82.4% 和 78.4% 的冠髓已有慢性炎症表现,因此也提出采用冠髓切断术治疗乳牙近髓深龋,较有实效。

2.活髓切断术的操作步骤

活髓切断术是指切除炎症牙髓组织,以盖髓剂覆盖于牙髓断面,保留正常牙髓组织的方法。其操作步骤为无菌操作、除去龋坏组织、揭髓室顶、髓腔入口的部位、切除冠髓、放盖髓剂、永久充填。在这里重点讲髓腔入口的部位。为了避免破坏过多的牙体组织,应注意各类牙齿进入髓腔的部位。

(1)切牙和尖牙龋多发生于邻面,但要揭开髓顶,应现在舌面备洞。用小球钻或裂钻从舌面中央钻入,方向与舌面垂直,钻过釉质后,可以感到阻力突然减小,此时即改变牙钻方向,使之与牙长轴方向一致,以进入髓腔。用球钻在洞内提拉,扩大和修复洞口,以充分暴露近、远中髓角,使髓室顶全部揭去。

(2)上颌前磨牙的牙冠近、远中径在颈部缩窄,备洞时可由颌面中央钻入,进入牙本质深层后,向颊、舌尖方向扩展,即可暴露颊舌髓角,揭出髓室顶。注意备洞时近远中径不能扩展过宽,以免造成髓腔侧穿。

(3)下颌前磨牙的牙冠向舌侧倾斜,髓室不在颌面正中央下方,而是偏向颊尖处。颊尖大,颊髓线角粗而明显,钻针进入的位置应偏向颊尖。

(4)上颌磨牙近中颊、舌牙尖较大,其下方的髓角也较为突出。牙冠的近远中径在牙颈部缩窄,牙钻在颌面备洞应形成一个颊舌径长,颊侧近、远中径短的类似三角形。揭髓室顶应从近中舌尖处髓角进入,然后扩向颊侧近远中髓角,注意颊侧两根管口位置较为接近。

(5)下颌磨牙牙冠向舌侧倾斜,髓室偏向颊侧,颊髓角突出明显,备洞应在合面偏向颊侧近颊尖尖顶处,窝洞的舌侧壁略超过中央窝。揭髓室顶也应先进入近中颊侧髓角,以免造成髓腔。

3.常用的用于活髓切断术的盖髓剂

(1)FC断髓术:FC断髓法用于乳牙有较高的成功率,虽然与氢氧化钙断髓法的临床效果基本相似,但在 X 片上相比时,发现 FC 断髓法的成功率超过氢氧化钙断髓法。采用氢氧化钙的乳牙牙根吸收是失败的主要原因,而 FC 法可使牙根接近正常吸收而脱落。

(2)戊二醛断髓术:近年来发表了一些甲醛甲酚有危害性的报道,认为 FC 对牙髓组织有刺激性,从生物学的观点看不太适宜。且有报道称成功率只有40%,内吸收的发生与氢氧化钙无明显差异。因此提出用戊二醛做活髓切断的盖髓药物。认为它的细胞毒性小,能固定组织不向根尖扩散,且抗原性弱,成功率近 90%。

(3)氢氧化钙断髓术:以往认为有根内吸收的现象,但近年来用氢氧化钙或氢氧化钙碘仿做活髓切断术的动物试验和临床观察,都取得了较好的结果,也是应用最广泛的药物。

(四)干髓术

用药物使牙髓失活后,磨掉髓腔上方的牙体组织,除去感染的冠髓,在无感染的根髓表面覆盖干髓剂,使牙髓无菌干化成为无害物质,作为天然的根充材料隔离外界的刺激,根尖孔得以闭锁,根尖周组织得以维持正常的功能,患牙得以保留。这种治疗牙髓炎的方法叫干髓术。常用的干髓剂多为含甲醛的制剂,如三聚甲醛,多聚甲醛等。

做干髓术时要注意将干髓剂放在根管口处,切勿放在髓室底处,尤其是乳磨牙,以免药物刺激根分叉的牙周组织。一般干髓术后观察 2 年,患牙症状及相关阳性体征,X 线片未见根尖病变者方可认为成功。

干髓术的远期疗较差,但是操作简便,经济,在我国尤其是在基层仍被广泛应用。干髓术适用于炎症局限于冠髓的牙齿,但临床上不易判断牙髓的病变程度,所以容易失败。成人后牙的早期牙髓炎或意外穿髓的患牙;牙根已形成,尚未发生牙根吸收的乳磨牙牙髓炎患牙;有些牙做根管治疗或塑化治疗时不易操作,如上颌第 3 磨牙,或老年人张口受限时,可考虑做干髓术。

由于各种原因引起的后牙冠髓未全部坏死的各种牙髓病可行干髓术。干髓术操作简便,便于开展,尤其是在医疗条件落后地区。随着我国口腔事业的发展,干髓术能否作为一种牙髓治疗方法而继续应用存在很大的争议。干髓术后随着时间延长疗效呈下降趋势,因我们对干髓剂严格要求,操作严格,分析原因。

(五)牙髓息肉切除术

慢性牙髓炎的患牙,穿髓孔大,血运丰富,使炎症呈息肉样增生并自髓腔突出,称为牙髓息肉。牙髓炎息肉呈红色肉芽状,触之无痛但易出血,是慢性牙髓炎的一种表现,可将息肉切除后按治疗牙髓炎的方法保留患牙。

当查及患牙深洞有息肉时,还要与牙龈息肉和牙周膜息肉相鉴别。牙龈息肉多是由牙龈乳头向龋洞增生所致。牙周膜息肉发生于多根牙的龋损发展过程中,不但髓腔被穿通,而且髓室底也遭到破坏,外界刺激使根分叉处的牙周膜反应性增生,息肉状肉芽组织穿过髓室底穿孔处进入髓腔,外观极像息肉。在临床上进行鉴别时。可用探针探察息肉的蒂部以判断息肉的来源,当怀疑是息肉时,可自蒂部将其切除,见出血部位在患牙邻面龋洞龈壁外侧的龈乳头位置即可证实判断。当怀疑是牙周膜息肉时,应仔细探察髓室底的完整性,摄 X 线片可辅助诊断,一旦诊断是牙周膜息肉,应拔除患牙。

第五章

口腔黏膜疾病

第一节　口腔黏膜溃疡类疾病

一、复发性口疮

复发性口疮又称复发性口腔溃疡,是口腔黏膜病中的常见疾病。

(一)病因

本病病因复杂,目前尚不十分清楚。可能与病毒感染、细菌感染、胃肠道功能紊乱、内分泌失调、精神神经因素、遗传因素以及免疫功能失调有关。

(二)诊断

1.发病特点

口腔溃疡具有明显的复发规律性,间歇期不定,每次发作可在 1~2 周自行愈合;但腺周口疮愈合缓慢,可长达数月之久。

2.临床类型

(1)轻型口疮:1 个或几个小溃疡,直径为 0.1~0.5 cm。散在分布于角化较差的被覆黏膜上。

(2)口炎型口疮:损害形态同轻型口疮,但数量多,十几个甚至几十个不等,且多伴有发热、困倦、颌下淋巴结肿大等症状。

(3)腺周口疮:深在性大溃疡,直径 1 cm 左右,边缘不规则隆起,中央凹陷,基底可呈结节状,愈后可留下瘢痕组织。

(三)鉴别诊断

应与白塞综合征鉴别。后者是一种病因不明,全身多个系统受损的疾病。除有反复发作的口腔溃疡外,多同时伴有眼部病变(如眼色素层炎、虹膜睫状体炎和前房积脓、视神经萎缩等)、皮肤病变(如结节性红斑、毛囊炎、疖肿等)、关节肿痛、胃肠道症状、呼吸道症状和发热、肝脾肿大、血管病变以及颅脑神经损害等病变。

(四)治疗

1.局部治疗

(1)含漱:用 0.1%依沙吖啶或 0.05%～2%氯己定含漱;口炎型口疮可用2%～5%金霉素水溶液含漱。亦可用银花、野菊花、甘草各适量煎水含漱。

(2)局部吹药:用锡类散、冰硼散、白及粉之类吹患处,一天数次。

(3)激素局部注射:用于腺周口疮。地塞米松 2 mg 加入 2%普鲁卡因溶液0.5～1 mL 于病变下方注射,每周 1～2 次,一般 5 次左右。

(4)超声雾化:用清热解毒、活血化瘀中药制成雾化水剂,每次 15 分钟,每天1～2 次。

2.全身治疗

(1)维生素:口服维生素 C、复合维生素 B。

(2)调整免疫功能药物:①溃疡频繁发作,数目多者,可用泼尼松每天 15～30 mg,分 3 次口服,约 5 天后逐渐减量,7～10 天内停药。②左旋咪唑 50 mg,每天 3 次,每周连服 3 天,3 个月 1 个疗程。如用药一个月效果不明显即停药,用药1 周后观察白细胞数是少于 $4×10^9$/L 时应停药。③转移因子,每次 1 mL,于腋下或腹股沟处作皮下注射,每周 1～2 次,10 次 1 个疗程。④胎盘球蛋白或丙种球蛋白,每次 3 mL,肌内注射,在溃疡急性期注射 1 次,必要时 1 周后重复注射1 次。⑤厌氧棒菌菌苗,皮下注射,用于严重的腺周口疮患者。开始每次 0.5～1 mg,每周 1 次,如超过 1 mg 时可行多点注射,连续 1～3 个月。

(五)护理与预防

(1)注意生活起居规律、保持心情舒畅。

(2)饮食清淡,避免辛辣等刺激。

(3)避免口腔黏膜创伤。

(4)保持大便通畅,有习惯性便秘者,宜常服蜂蜜。

二、白塞病

白塞病又称口、眼、生殖器三联征。以口腔黏膜,外生殖器黏膜和眼的损害为主要特点。

(一)病因

可能与自身免疫或微循环障碍有关。

(二)诊断

1.发病特点

具有周期性反复发作的规律。

2.损害特点

(1)口腔:与轻型或口炎型复发性口疮相似。

(2)眼:结膜炎、虹膜睫状体炎、角膜炎、视网膜出血,晚期可伴前房积脓。

(3)生殖器:外阴或肛周溃疡。

(4)皮肤:结节红斑、毛囊炎、痤疮样皮炎等。有针刺丘疹或脓疱等非特异性皮肤反应。

(5)其他:膝、踝、腕等关节酸痛;脉管炎;发热,肝脾肿大及消化道溃疡、颅脑神经损害等。

如出现以上损害特点(1)~(4)中 3 个或仅 2 条,而(5)中亦有 2 种症状者,即可诊为本病。

(三)治疗

局部治疗与全身治疗参照复发性口疮的治疗。

(四)护理与预防

(1)保持局部清洁。

(2)起居有规律,饮食宜清淡。

(3)保持心情舒畅,避免精神刺激。

三、创伤性溃疡

本病是指由长期的慢性机械创伤所引起的口腔黏膜溃疡性损害,故亦称"压疮"。

(一)病因

(1)口腔内持久的机械性刺激,如不良修复体的卡环、牙托、残冠、残根等。

(2)婴儿舌系带过短,在吸吮、伸舌等动作时与下切缘长期摩擦所致。

(二)诊断

(1)口腔溃疡无周期性复发史。

（2）溃疡形态与邻近机械性创伤因子相互契合，病损相应部位有明显的刺激因素存在。

（3）溃疡边缘隆起，中央凹陷。

（4）去除刺激后溃疡即愈合。

（三）鉴别诊断

注意与腺周口疮、癌性溃疡及结核性溃疡相鉴别。

（四）治疗

（1）去除刺激因素，如拔除残冠、残根、修改义齿、调合等。

（2）舌系带损害，应磨改锐利切嵴。舌系带过短者，考虑行舌系带修整术。

（3）局部用 0.1％雷弗奴尔、0.05％氯己定或口泰含漱液含漱，再用 1％龙胆紫、冰硼散等涂布。

（4）如有继发感染，应用抗生素。

（五）护理与预防

（1）保持口腔卫生，预防继发感染。

（2）及时拔除残冠、残根，修改、去除不良充填、修复体等。

第二节　口腔黏膜大疱类疾病

一、天疱疮

天疱疮是一种危及生命的黏膜皮肤病，较为少见。临床可分寻常型、增殖型、落叶型和红斑型四种。其中寻常型最为多见。

（一）病因

病因不十分清楚，多认为是一种自身免疫性疾病。

（二）诊断

1.寻常型

几乎都有口腔损害。除了唇部有时可见完整的水疱外，口内黏膜仅见破裂的灰白色疱壁。皮肤水疱多向周围扩大而松弛，疱壁塌陷、破裂、剥脱。损害受到摩擦时可发生疼痛。有时可并发多窍性黏膜损害。

2.增殖型

口腔损害与寻常型相似,但在大疱破裂后剥脱面出现乳头状或疣状增生,形成高低不平的肉芽创面,有疼痛。

3.落叶型

口腔损害少见,为浅表而小的糜烂。皮肤损害为红斑基础上的水疱,容易剥离成为落叶状的皮炎,好发于颜面及腹部。

4.红斑型

这是落叶型天疱疮的局限型。主要发生在颜面两颧与跨越鼻梁的"蝶形"落叶状损害。

(三)治疗

1.局部治疗

(1)含漱:用氯己定、雷弗奴尔、苏打液之类或金霉素液含漱。

(2)止痛:1%～2%普鲁卡因液饭前10分钟含漱。

2.全身治疗

(1)首选皮质激素:用泼尼松每天剂量为60～80 mg或更多,至少服6周。症状控制后,逐渐减量至每天10 mg左右。疗程长短,视病情而定。

(2)免疫抑制剂:口服环磷酰胺50 mg,或硫唑嘌呤50 mg,每天2次。

(3)支持疗法:维生素C、B族维生素。进食困难者可输液。

(4)抗生素:继发感染者应用抗生素。

(四)护理与预防

(1)保持口腔清洁。

(2)流质、高蛋白饮食。

(3)坚持治疗,以防病情反复。

二、家族性慢性良性天疱疮

家族性慢性良性天疱疮又称 Hailey-Halley 病(HHD),是一种少见的常染色体显性遗传性大疱性皮肤病。该病由 Halley 兄弟于1939年首次报道,男女发病率大致相等,70%的患者有家族史。

(一)病因

已有研究表明,家族性良性慢性天疱疮遗传基因定位于 3q21-24,是编码高尔基体钙离子泵的 ATP2C1 基因发生突变所致。ATP2C1 基因 mRNA 在全身各组织都有表达,角质形成细胞表达量最高。

(二)诊断

本病多于青春期以后发病,病程缓慢,病情较轻,夏季易加重。主要发病部位为颈、腋窝、腹股沟等易摩擦和创伤的部位。初起病损为红斑基础上的局限性小疱,疱壁松弛,易破溃形成糜烂及结痂。非典型表现有水疱、丘疹、脓疱、过度角化和疣状增生等。出汗、摩擦、皮肤感染等外界因素可诱发该病或加重病情。口腔较少出现损害,程度较轻,水疱尼氏征可阳性。

(三)治疗

本病治疗目前尚无特效方法,保持局部干燥,避免搔抓、摩擦,注意卫生,勤洗澡有助于减轻病情。大部分局部应用激素和抗生素治疗有一定疗效,严重的患者可考虑口服泼尼松每天 20~40 mg,能有效控制病损的扩展。其他药物如氨苯砜与泼尼松、雷公藤和抗生素联合应用能有效地控制病情。

(四)预后

预后较好。有学者分析了 27 例病史超过 20 年的患者,其中病情逐渐改善、无变化、逐渐加重的例数分别为 17 例、7 例和 3 例。

三、大疱性类天疱疮

大疱性类天疱疮(BP)是一种好发于老年人的大疱性皮肤黏膜病,临床以躯干、四肢出现张力性大疱为特点。常见于 60 岁以上老年人,女性略多于男性。预后一般较好。

(一)病因

目前多认为是一种自身免疫性疾病,取患者大疱周围的皮肤作直接免疫荧光检查,在表皮基膜可见连续细带状免疫荧光沉积,有 IgG,部分为 IgM,少量为 IgA、IgD、IgE。约 1/4 患者有 C_3 补体沉积。引起基膜带损伤主要是 IgG,它能激活补体。血清间接免疫荧光检查,显示患者血清中有抗基膜自身抗体存在,约 70% 为 IgG 阳性。

近年来对 BP 抗原研究显示 BP 存在两个分子量不同的抗原即 $BPAg_1$ 和 $BPAg_2$。$BPAg_1$ 的分子量为 230 kD,它位于基底细胞内,是构成半桥粒致密斑桥斑蛋白的主要成分。$BPAg_1$ 基因位于染色体 6Pterql5,基因组序列约 20 kb。$BPAg_2$ 分子量为 180 kD,是一个跨膜蛋白,具有典型胶原纤维结构。$BPAg_2$ 基因位于染色体 10q14.3,基因组序列约 21 kb。

(二)临床表现

本病好发于老年人,发病缓慢,病程较长,口腔损害较少。据报道 13%～33% 有口腔黏膜损害。损害较类天疱疮轻,疱小且数量少,呈粟粒样,较坚实不易破裂。尼氏征阴性。无周缘扩展现象,糜烂面易愈合。除水疱和糜烂外,常有剥脱性龈炎损害,边缘龈、附着龈呈深红色红斑,表面有薄的白膜剥脱,严重时可并发出血。病程迁延反复发作。皮肤损害开始可有瘙痒,继之红斑发疱,疱大小不等,大疱达 1～2 cm,疱丰满含透明液体,不易破裂,病损可局限或泛发,可发生于身体各部位,胸、腹、四肢较多见。尼氏征阴性。一般无明显全身症状。严重者伴发热、乏力、食欲缺乏等症状。病损愈合后,可遗有色素沉着。

(三)诊断

本病病程缓慢,口腔黏膜损害较少见,且不严重。黏膜水疱较小而不易破裂,疱壁不易揭去,无周缘扩展现象,尼氏征阴性,破溃后较易愈合。皮肤水疱较大而丰满,伴有瘙痒。多发于老年人,但幼儿也可见。病程迁延反复,预后较好。

(四)鉴别诊断

1.天疱疮

见良性黏膜类天疱疮鉴别诊断。

2.良性黏膜类天疱疮

口腔黏膜发生水疱、充血、糜烂等损害,以牙龈部位最多见,波及边缘龈和附着龈,类似剥脱性龈炎。口腔损害较天疱疮为轻。软腭、悬雍垂、咽腭弓等处黏膜破溃可形成粘连。眼结膜损害较为多见,可形成睑球粘连、睑缘粘连。约 1/3 患者可有皮肤损害。组织病理为上皮下疱,无棘层松懈现象。

3.大疱性表皮松解症

为先天性遗传性疾病,水疱多发生于皮肤、黏膜等易受摩擦的部位。口腔黏膜、颊、腭、舌等部位,可发生水疱和糜烂,因摩擦创伤而发生。

4.多形性红斑

口腔和皮肤损害常见水疱或大疱发生,唇部病损较为多见,颊、舌、口底也可见到,但很少累及牙龈。病理检查上皮表层多有变性改变,棘细胞层可见液化、坏死,但无棘层松解。并多呈急性发作,以中青年多见。

(五)治疗

本病对类固醇皮质激素治疗反应较好。开始时多用较大剂量泼尼松以控制病情,每天 30～60 mg,多数患者病情能够缓解。亦可采用短时间氢化可的松静脉滴注,剂量每天 100～300 mg。

有报告用免疫抑制剂、细胞毒药物治疗本病有一定效果。一般多在泼尼松治疗后,待病情缓解,开始合用硫唑嘌呤或单独用硫唑嘌呤,每天 150 mg,逐步减至每天 50 mg,直至最后停药。亦有泼尼松与环磷酰胺合用的报道。

四、副肿瘤天疱疮

副肿瘤天疱疮(PNP)在 1990 年由 Anhalt 首先报道,是一种特殊类型的天疱疮。它与肿瘤伴发,认为是一种独立性疾病。无论在临床上、病理上都有其特殊表现。

(一)病因

目前认为 PNP 属自身免疫性大疱病。在肿瘤发生时,机体的免疫功能出现异常,从而诱发机体的自身免疫反应。目前已证实 PNP 有多种抗原物质,其中之一为桥斑蛋白。

(二)临床表现

1.口腔病损

约 90％的 PNP 患者有口腔病损,并可为本病的唯一表现。首发的疱性病损较少见,45％的患者仅表现为口腔广泛糜烂、溃疡,炎性充血,大量渗出物。累及颊、舌、腭、龈等多个部位。疼痛明显,影响进食。此外,PNP 患者口腔可具有多种不同的临床表现,如扁平苔藓样病损、多形红斑样、移植物抗宿主样反应等。顽固性口腔炎为其最常见到的临床特征。

2.皮肤损害呈多样性

在四肢的屈侧面和躯干部可出现泛发的紫红色斑丘疹,掌趾大片状紫红斑。此外,在四肢远端可见多形红斑样皮损,在红斑基础上出现水疱或大疱。尼氏征可阳性。伴有不同程度的瘙痒。

3.其他黏膜

眼结膜糜烂、眼周皮肤红斑、外阴部糜烂。此外,患者食管、气管也可糜烂。

4.合并有良性或恶性肿瘤

与 PNP 有关的肿瘤依次为非霍奇金淋巴瘤、慢性淋巴细胞白血病、Castlcman 病、胸腺瘤、分化不良的肉瘤、Waldenstrom 巨球蛋白血症、炎性纤维肉瘤、支气管鳞状细胞癌等。如为良性肿瘤,将肿瘤切除后 6～18 个月,黏膜皮肤病损可完全消退;若为恶性肿瘤,皮肤黏膜病损呈进行性加重,预后不良。

（三）病理

1.组织病理

组织病理上同时具有天疱疮及扁平苔藓的特点。可见松解棘细胞，表皮内可见坏死性角质形成细胞为本病的组织病理特点之一。真皮浅层（或固有层）有致密的淋巴细胞及组织细胞浸润。

2.免疫病理

（1）直接免疫荧光示棘细胞间有 IgG 沉积。

（2）间接免疫荧光显示患者血清中存有 IgG 自身抗体。

（3）PNP 患者血清抗体与膀胱上皮结合最强，此外还可与呼吸道、小肠及大肠、甲状腺上皮和肾脏、膀胱及肌肉（平滑肌和横纹肌）等多种上皮结合。以大鼠膀胱为底物行间接免疫荧光检查呈强阳性。

（四）诊断

（1）疼痛性黏膜糜烂和多形性皮损。

（2）组织病理示表皮内棘层松解、角质形成细胞坏死等。

（3）直接免疫荧光检查示 IgG 或补体表皮细胞间沉积或补体沉积于基膜带。

（4）间接免疫荧光检查示皮肤或黏膜上皮细胞间阳性染色，尚可结合于移行上皮。

（5）免疫印迹患者血清能结合 250 kD、230 kD、210 kD 和 190 kD 的表皮抗原。

（6）发现相伴的良性或恶性肿瘤。

免疫病理学检查对于副肿瘤性天疱疮的诊断具有重要意义。PNP 患者血清抗体与膀胱上皮结合最强，此外还可与呼吸道、小肠及大肠、甲状腺上皮和肾脏、膀胱及肌肉（平滑肌和横纹肌）等多种上皮结合。以大鼠膀胱为底物行间接免疫荧光检查可作为 PNP 的过筛试验，且可通过滴度的改变监测病情的变化。对怀疑为 PNP 的患者应作全身体检，如胸片、B 超或全身 CT 以寻找相伴的肿瘤。

（五）治疗

首先应积极治疗原发的肿瘤，或手术切除，或放疗、化疗。皮肤黏膜损害视病情轻重，可给予类固醇皮质激素，一般起始量为 40～60 mg/d。

五、瘢痕类天疱疮

瘢痕性类天疱疮又称良性黏膜类天疱疮，是类天疱疮中较常见的一型。以水疱为主要临床表现，口腔与眼结膜等体窍黏膜损害多见。口腔可先于其他部位发生,牙龈为好发部位。严重的眼部损害可影响视力,甚至造成失明。中年或中年以上发病率较高,女性多于男性。

(一)病因

一般认为本病为自身免疫性疾病,用直接免疫荧光法检查患者的组织,在基膜区有带状的 IgG 和/或 C_3 沉积所致的荧光、ISG 常见的亚型:IgG_4。间接免疫荧光法检测患者血清发现有低滴度的自身抗体存在。近年来对瘢痕性类天疱疮抗原的研究显示,其位于基底细胞外半桥粒的下方,致密斑与透明斑的交界处,为一个由二硫键连接的多肽,分子量 165～200 kD。

(二)临床表现

主要侵犯口腔黏膜及眼结膜。发病缓慢,病情迁延。口腔黏膜多首先受累,并可长期局限于口腔。2/3患者有眼损害,受侵严重者,可导致瘢痕粘连,甚至致盲。皮肤损害较少见。口腔黏膜主要表现为类似剥脱性龈炎样损害,牙龈为好发部位。局部充血发红水肿,形成 2～6 mm 的大疱或小疱,与寻常天疱疮不同,疱壁较厚,色灰白透明清亮,触之有韧性感,不易破裂。其次是疱破溃后无周缘扩展现象,疱壁不易揭起,尼氏征阴性。疱多在红斑基础上发生,疱破裂后形成与疱大小相同的红色糜烂面。如继发感染则形成溃疡基底有黄色假膜的化脓性炎症。疼痛较轻,多不影响进食。疱破溃后糜烂面愈合需两周左右,愈合后常发生瘢痕粘连。严重的病例可在软腭、扁桃体、悬雍垂、舌腭弓、咽腭弓等处造成黏膜粘连,瘢痕畸形。眼部病变可和口腔黏膜损害一起出现。病变开始时较为隐匿,早期可为单侧或双侧的反复性结膜炎,患者自觉有灼热感、异物感。伴有水疱发生,而无破溃。后结膜发生水肿,在眼球结膜之间出现纤维粘连。也可在眼睑边缘相互粘连,可导致睑裂狭窄或睑裂消失,甚至睑内翻,倒睫以至角膜受损、角膜翳斑而影响视力。眼部水疱病损可发生糜烂或溃疡,但较少见。随着病情发展,角膜血管受阻,并被不透明肉芽组织和增殖结缔组织遮盖而使视力丧失。泪管阻塞,泪腺分泌减少。其他孔窍如鼻咽部黏膜、食管黏膜及肛门、尿道、阴道等处黏膜也可发生糜烂炎症。皮肤病损较少见,少数患者皮肤可出现红斑水疱,疱壁厚而不易破裂。破后呈溃疡面,以后结痂愈合,但愈合时间较长,可遗留瘢痕和色素沉着。

(三)病理

1.组织病理

组织病理为上皮下疱,基底细胞变性,致使上皮全层剥离。结缔组织胶原纤维水肿,有大量淋巴细胞、浆细胞及中性粒细胞浸润。

2.细胞病理

用直接免疫荧光法在基膜区荧光抗体阳性,呈翠绿色的基膜荧光带。

(四)诊断

口腔黏膜反复发生充血、水疱及上皮剥脱糜烂,牙龈为好发部位。疱壁较厚而不易揭去,尼氏征阴性。损害愈合后,常发生瘢痕粘连。眼可发生睑球粘连,皮肤病损较少见。组织病理检查无棘细胞层松解,有上皮下疱。直接免疫荧光检查,在基膜处可见免疫球蛋白抗体。

(五)鉴别诊断

1.天疱疮

早期常在口腔黏膜出现疱性损害,病损发生广泛。疱破后有红色创面而难愈合,疱壁易揭起,有周缘扩展现象,尼氏征阳性。组织病理检查有棘层细胞松解,有上皮内疱。细胞学涂片检查可见棘层松解细胞,即天疱疮细胞。免疫荧光检查可见抗细胞间抗体阳性,呈鱼网状翠绿色的荧光带。

2.扁平苔藓

有疱性损害或糜烂型扁平苔藓,尤其是发生于牙龈部位的扁平苔藓,与良性黏膜类天疱疮相似。应仔细观察有无扁平苔藓病损的灰白色角化斑纹。必要时应借助组织病理检查。扁平苔藓上皮基底层液化变性,胞核液化,细胞水肿,基膜结构改变。而良性黏膜类天疱疮,为上皮下疱,上皮本身完好,基底层通常完整,变性较少。在扁平苔藓有时在固有层可见嗜酸染色小体(胶样小体)。

3.大疱性类天疱疮

这是少见的慢性皮肤黏膜疱性疾病,病程较长。口腔黏膜损害约占 1/3 病例,疱小而少,不易破溃,症状轻,多不影响进食。尼氏征阴性。本病多发生于老人,皮肤出现大小水疱,不易破裂,预后留有色素沉着。常伴有瘙痒症状。预后较好,可自行缓解(表 5-1)。

(六)治疗

本病无特效疗法,主要采取支持疗法,保持口腔、眼等部位清洁,防止继发感染和并发症。对于病情严重患者,全身应用类固醇皮质激素治疗有时能收到效果。但病损只限于口腔黏膜时,则应避免全身使用皮质激素,因长期大量应用会对全身造成不良影响,并且效果也常不理想。因此常以局部应用为主,如泼尼松龙、曲安奈德、倍他米松、地塞米松等局部注射或外用。局部也可涂养阴生肌散、溃疡散等。同时应用 0.12％氯己定溶液、0.1％依沙吖啶溶液含漱,以保持口腔卫生和减少炎症。

表 5-1　三种大疱类疾病症状对比表

项目	寻常性天疱疮	大疱性类天疱疮	良性黏膜类天疱疮
性别	男性较多见	女性略多于男性	女性较多见好发
年龄	中老年多发,40 岁以上多见	老年多见,60 岁以上为多	以老年为多
水疱	较小,疱壁松弛而薄,易破裂	疱较大丰满,疱壁紧张不易破裂	小疱或大疱,疱壁较厚不易破裂,疱液清亮
好发部位	黏膜多发可见于任何部位,口腔受损可达 100％且严重、常先发于皮肤损害以头、躯干为多	口腔损害较少见约占 1/3,且较轻。皮肤损害较多见,躯干好发	口腔牙龈好发,似剥脱性龈炎,眼结膜易被累及,黏膜损害易发生瘢痕粘连,约 1/3有皮肤损害发于胸、腋下、四肢屈侧
尼氏征	阳性,有周缘扩展,不易愈合	阴性,多无周缘扩展,易愈合	阴性,无周缘扩展,愈合较慢
组织病理	上皮内疱,有棘层松解	上皮内疱,无棘层松解	上皮内疱,无棘层松解
免疫荧光	抗细胞间抗体阳性,呈鱼网状翠绿色荧光带	基膜有免疫荧光带状抗体	基膜抗体阳性呈翠绿色荧光带
全身状况	可伴有发热、感染,逐渐衰弱	一般较好,可有或无全身不适	良好
预后	不良	较好	好

第三节　口腔黏膜感染性疾病

一、伪膜性口炎

伪膜性口炎是指由几种球菌引起的口腔黏膜急性炎症。在口腔的病损都是以形成假膜为特点,故又称伪膜性口炎。

(一)病因

主要由金黄色葡萄球菌、溶血性链球菌、肺炎双球菌、草绿色链球菌等病菌感染所致。

(二)诊断要点

(1)口腔黏膜糜烂或溃疡,病损表面形成灰白色假膜,范围大小不等,略高出黏膜表面。

(2)局部疼痛明显,无特异口臭。可伴发热、颌下淋巴结肿大等。

(3)假膜涂片或细菌培养。

(三)治疗

1.局部治疗

可选用 0.25％金霉素液含漱,0.05％氯己定液,银花甘草煎水漱口。局部涂抹珠黄散、冰硼散等药物。疼痛明显者可用 1％普鲁卡因溶液饭前含漱。

2.全身治疗

(1)抗菌消炎:选用广谱抗菌药物,如四环素,磺胺等;或根据药敏培养结果选用合适的抗菌药物。

(2)B 族维生素及维生素 C,口服。

(四)护理与预防

(1)宜半流质饮食。

(2)保持口腔卫生。

(3)注意休息。

二、单纯疱疹

本病是由单纯疱疹病毒引起的一种全身性疾病而见口腔病损者。病变发生在口腔黏膜时称疱疹性口炎;发生在唇周皮肤或颊部皮肤者,称唇或颊疱疹。6 岁以下儿童好发。

(一)病因

主要为Ⅰ型单纯疱疹病毒,也有少数为Ⅱ型。通过飞沫和接触传染,全身抵抗力降低时发病。

(二)诊断

(1)多见于 3 岁以下的婴幼儿,有骤然发热史,体温逐渐下降后,口腔病情逐渐加重,拒食流涎,区域淋巴结肿大。

(2)唇周皮肤或口腔黏膜可见散在或成簇的透亮小疱疹。

(3)口腔内侧黏膜均可累及,黏膜呈片状充血、疼痛,其上育成簇的小溃疡,有的互相融合成较大的溃疡,边缘不齐,疡面覆有黄白色假膜,愈合不留瘢痕。

(4)成年患者全身反应较轻,并可复发。

(三)鉴别诊断

应与疱疹性咽峡炎、多形性红斑、手足口病等区别。疱疹性咽峡炎是柯萨奇病毒 A 引起的急性疱疹性炎症,但发作较轻,全身症状多不明显,病损分布限于口腔局部,软腭、悬雍垂、扁桃体等处,丛集成簇小水疱,疱破成溃疡,无牙龈损害,病程 7 天左右。

(四)治疗

1.局部治疗

(1)含漱:可选用 0.1% 雷夫奴尔液或 3% 过氧化氢漱口。继发感染者可用 0.25% 金霉素溶液含漱。

(2)外涂:唇疱疹可用 0.1% 碘苷或炉甘石洗剂。

2.全身治疗

(1)支持疗法:口服大量多种维生素。病情较重。影响进食者,予以输液。

(2)抗病毒治疗:可选用吗啉胍、盐酸吗啉呱、板蓝根冲剂之类。

(3)对反复发作者可选用丙种球蛋白 3~6 mL,肌内注射,每周 2 次。

(五)护理与预防

(1)半流质饮食。

(2)适当休息。

(3)对患儿应予隔离,避免与其他儿童接触。

三、带状疱疹

本病为病毒感染性疾病。特点是剧烈疼痛,沿神经走向发生水疱、溃疡,呈单侧分布。疱疹单独或成簇地排列并呈带状。中年以上多见,无明显性别差异。

(一)病因

致病病毒为带状疱疹病毒,通过唾液飞沫或皮肤接触而进入人体,侵犯神经末梢,潜伏于脊髓神经的后结节或脑神经髓外节、三叉神经节,当机体抵抗力下降时发病。

(二)诊断

(1)发病迅速,病前可有发热、全身不适等前驱症状。

(2)患侧皮肤有烧灼感,神经性疼痛,继而出现小水疱,且疼痛与疱疹沿着三叉神经区域分布,损害多为单侧不超过中线。

(3)口内疱疹较易破裂而成糜烂面;皮肤疱疹破裂较缓,逐渐形成黄色结痂脱落,病程2～5周,愈合不留瘢痕。

(4)可发生历时较久的类似神经痛的后遗症,本病愈后很少复发。

(三)鉴别诊断

应与单纯疱疹、手足口病、疱疹性咽峡炎等区别。

(四)治疗

1.局部治疗

病损局部可涂1‰甲紫,炉甘石溶液可帮助水疱吸收、干燥、脱痂。

2.全身治疗

(1)抗病毒:可肌内注射板蓝根注射液,口服吗啉胍等。

(2)止痛:苯妥英钠300 mg,或卡马西平600～800 mg,每天分3次服用。

(3)注射:肌内注射维生素 B_1 或维生素 B_2 隔天1次。

(五)护理与预防

(1)保持局部清洁,避免摩擦病损部位。

(2)忌食烟、酒、辛辣厚味与发物。

(3)加强锻炼,提高机体免疫功能。

四、口腔念珠菌病

本病是指口腔黏膜广泛的感染呈小点或大片凸起,如凝乳状的假膜。多见于婴幼儿。

(一)病因

(1)婴幼儿患本病主要来自母体的白色念珠菌感染或哺乳器消毒不严所致。

(2)成人患本病多由于体质虚弱或长期大量应用抗生素或免疫抑制剂后使某些微生物与白色念珠菌之间的拮抗失调引起。

(二)诊断

(1)多见于婴幼儿,患儿常烦躁不安、低热、拒食,在成年人,自觉症状不明显。

(2)口腔任何部位均可受累,病损为片状白色斑块,周围有散在的白色小点,有如残留的奶块,不易擦去,强行剥离,可见溢血糜烂面。周围黏膜正常或轻度充血。

(3)涂片可查见菌丝或芽孢,培养可查见白色念珠菌。

(三)治疗

1.局部治疗

用2%～4%碳酸氢钠溶液或2%硼砂、0.05%氯己定液清洗口腔。病损区涂布1%～2%甲紫,每天3～4次。

2.全身治疗

重症者可口服制霉菌素:小儿50 000～100 000 U;成人50 000～1000 000 U,每天3次。

(四)护理与预防

(1)注意口腔清洁卫生。

(2)食具定期消毒。

(3)避免长期大量使用广谱抗生素或免疫抑制剂。

五、口腔结核

(一)病因

由结核杆菌通过黏膜或口周皮肤的创伤而感染。

(二)诊断

(1)多有全身结核病史或结核病接触史。

(2)口腔黏膜某部位见有结核性溃疡。溃疡面积较大,损害边缘不整齐,似鼠啮状。疡面密布粟粒状的紫红色或桑葚样肉芽肿,上覆少量脓性分泌物。

(3)病损位于鼻唇部皮肤见有寻常狼疮。一般无明显的自觉症状,损害为散在分布的数量不等的绿豆至黄豆大小的结节,且不断扩大融合,也可静止或萎缩,破溃后形成溃疡。

(4)进行胸透、血沉、结核菌素试验有助诊断。

(三)治疗

1.抗结核治疗

用异烟肼0.1 g,口服,每天3次;利福平0.45 g,顿服,疗程6个月以上。

2.局部治疗

0.5％达可罗宁涂布,或链霉素 0.5 g 于局部封闭。

(四)护理与预防

(1)保持口腔清洁卫生,以防继发感染。

(2)及时去除有关的创伤因子。

六、坏疽性口炎

(一)病因

螺旋体和梭形杆菌感染,合并产气荚膜杆菌与化脓性细菌的感染。

(二)临床表现

单侧颊黏膜上出现紫红色硬结,迅速变黑脱落遗留边缘微突起的溃疡面,向深扩展,并有大量坏死组织脱离,腐烂脱落导致"穿腮露齿",有特异性腐败恶臭,称为坏疽性口炎或走马疳。

(三)治疗

局部用 1.5％～3％过氧化氢冲洗去除坏死组织;全身抗感染要给予足量广谱抗生素,如青霉素、红霉素等,也可使用甲硝唑、替硝唑等;全身应给予高维生素、高蛋白饮食,加强营养,必要时可补液、输血。

七、手足口病

(一)病因

手足口病是一种儿童传染病,以手、足和口腔黏膜疱疹或破溃成溃疡为主要临床特征。

由柯萨奇 A-16 型病毒与肠道病毒 71 型感染所致。

(二)临床表现

潜伏期为 3～4 天,多无前驱期症状,常有 1～3 天的持续低热,口腔和咽喉疼痛。发疹多在第 2 天,呈离心分布,多见于手指、足趾背面及甲周。开始为玫瑰红色斑丘疹,1 天后形成小水疱。发生于口内时极易破溃形成溃疡面,上覆灰黄色假膜。

(三)诊断与鉴别诊断

根据临床表现可做出诊断(季节、临床表现、年龄),应与单纯性疱疹性口炎、疱疹性咽峡炎相鉴别。

(四)治疗(注意药物适应证与禁忌证)

(1)对症治疗:注意休息和护理。口服维生素 B_1 和维生素 C。

(2)抗病毒治疗:利巴韦林,每次 200 mg,每天 $4\sim6$ 次,口服;或 $5\sim10$ mg/(kg·d),每天 2 次,肌内注射,5 天为 1 个疗程。

(3)中医中药治疗:板蓝根冲剂,每次 1 包,每天 2 次,冲服。

(4)局部用药:主要用于口腔溃疡,如各种糊剂和含片。

(五)护理与预防

(1)隔离、消毒:及时发现疫情,隔离患者(1 周)。注意日常用品、玩具的消毒。

(2)增强机体免疫力:有接触史的婴幼儿及时注射 $1.5\sim3$ mL 的国产丙种球蛋白。

第四节 口腔黏膜斑纹类疾病

一、口腔白斑病

(一)病因

不完全明了,可能与吸烟、白色念珠菌感染、缺铁性贫血、维生素 B_{12} 和叶酸缺乏有关。

(二)诊断

1.发病特点

(1)口腔黏膜上出现白色角化斑块。

(2)中年以上男性吸烟者易发病。

2.损害特征

(1)斑块状:为白或灰白色的较硬的均质斑块,表面粗糙稍隆起。

(2)皱纸状:多见于口底或舌腹,表面高低起伏似白色皱纹纸,基底柔软,粗糙感明显。

(3)颗粒状:充血的黏膜上有散在分布的乳白色颗粒,高出黏膜面。

(4)疣状:白色斑块或乳白色颗粒上有溃疡或糜烂,触诊微硬,溃后发生疼痛。

(5)组织学检查:见上皮单纯性或异常增生。

(三)治疗

(1)0.3%维A酸软膏局部涂布。

(2)维生素A 5万U,口服,每天3次。维生素E 10~100 mg,口服,每天3次。必要时服用制霉菌素。

(3)手术:重度上皮异常增生,保守治疗3个月无好转者,应施行手术切除。

(四)护理与预防

(1)保持口腔清洁卫生。

(2)去除刺激因素,戒烟。

(3)术后定期随访观察。

二、口腔扁平苔藓

本病是一种皮肤黏膜慢性表浅性非感染性炎症疾病,临床多见。可在口腔黏膜或皮肤单独发生,也可同时罹患。

(一)病因

病因尚不明确,可能与精神神经功能失调、内分泌变化、免疫功能异常、局部不良刺激以及感染、微量元素缺乏等有关。

(二)诊断

(1)多见于中年以上的妇女。

(2)口腔黏膜任何部位均可发生,但以颊黏膜多见,亦可见于舌、牙龈、上腭、口底黏膜等处。

(3)病损是由白色小丘疹组成的线纹,并互相交织成线条状、网状、环状、斑块状等,多呈对称性。

(4)周围黏膜正常或见充血、糜烂、水疱等,一般无自觉症状,若有糜烂则灼痛。发生在舌背处,病损多表现为白色斑块状,表面光滑;在牙龈则见附着龈水肿、充血,上皮剥脱。

(5)活检可见扁平苔藓组织病理。

(三)鉴别诊断

应注意与白斑、盘状红斑狼疮鉴别。

(四)治疗

1.局部治疗

(1)清洁口腔:用 0.1％雷夫奴尔、0.05％氯己定液含漱。

(2)局部用醋酸地塞米松 2 mg 或 5 mg,或醋酸泼尼松混悬液 25 mg/mL 或 15 mg/mL,加 2％普鲁卡因溶液 1～2 mL 行基底封闭,3～7 天 1 次,有助于溃疡愈合。

2.全身治疗

(1)维生素:B 族维生素、维生素 E、谷维素等。

(2)免疫调节剂:①左旋咪唑 50 mg,口服,每天 3 次。每周服 3 天,2 个月为 1 个疗程,应用时注意粒细胞及肝功能的检查。②转移因子 2 mL,皮下注射,每天 1 次,20 次 1 个疗程。③磷酸氯喹 0.25～0.5 g,每天 1 次,2～4 周 1 个疗程。

(五)护理与预防

(1)注意口腔卫生。

(2)忌烟、酒、辛辣等刺激之物。

(3)去除口内不良刺激。

三、盘状红斑狼疮

本病属非特异性结缔组织疾病,以头面部皮肤、口腔黏膜红斑病损为主,可伴其他症状。

(一)病因

病因不十分清楚,一般认为与感染、过度的日光照射、遗传因素、自身免疫、精神创伤等因素有关。

(二)诊断

(1)病程较长,青年女性多见。

(2)病损多见于下唇唇红部。早期为暗红色丘疹或斑块界限清楚。病情发展,损害扩大,呈桃红色,向唇周皮肤蔓延。唇红部损害最易发生糜烂,常有黑色结痂或灰褐色脓痂覆盖,周围可有色素沉着或脱色。

(3)口腔内侧黏膜损害好发于颊、舌、腭等部位,糜烂基底柔软,边缘为白色围线。

(4)发生在颧部或鼻旁蝶形损害,多为对称性,呈棕黄色或桃红色丘疹与红斑,表面粗糙,上覆角质栓或鳞屑。

(5)活检、直接免疫荧光检查有助诊断。

(三)鉴别诊断

注意与多形性红斑、天疱疮区别。天疱疮者病损限于口腔黏膜,发生较广泛,疱性损害,活检可帮助鉴别。

(四)治疗

1.局部治疗

应用激素软膏外涂,如氟轻松软膏、地塞米松、氢化可的松等软膏。也可于病损基底处注射地塞米松 2 mL 或泼尼松混悬液。每周 1 次。

2.全身治疗

常用抗疟药磷酸氯喹,开始剂量每次 0.125～0.25 g,口服,每天 2 次。一周后改为每天 1 次,可连服 4～6 周。症状明显好转后,逐渐减至最小维持量,每周 0.25～0.5 g 以控制病情。治疗期间定期复查血常规,白细胞计数低于 $4×10^9$/L 时应予停药。如病损较广泛其他治疗无效时,可考虑使用小剂量皮质激素,如泼尼松每天 15～20 mg。

(五)护理与预防

(1)应向患者解释本病属良性过程,预后与系统性红斑狼疮不同,以减少其精神负担和心理压力。

(2)注意避免各种诱发因素,避免日光直接照射。

(3)饮食宜清淡。

四、口腔红斑

口腔红斑是指口腔黏膜上出现的鲜红色天鹅绒样改变,是癌前病变。

(一)病因

腔红斑病因不明。

(二)临床表现

(1)均质型:病变较软,鲜红色,表面光滑,无颗粒。表层无角化,红色光亮,状似"无皮"。损害平伏或微隆起,边缘清楚,范围常为黄豆或蚕豆大。红斑区内也可包含外观正常的黏膜。

(2)间杂型:红斑的基底上有散在的白色斑点,临床上见到红白相间,类似扁平苔藓。

(3)颗粒型:在天鹅绒样区域内或外周可见散在的点状或斑块状白色角化区

（此型也即颗粒型白斑），稍高于黏膜表面，有颗粒样微小的结节，似桑葚状或似颗粒肉芽状表面，微小结节为红色或白色。这一型往往是原位癌或早期鳞癌。

(三)诊断

组织病理学检查即可确诊。

(四)治疗

一旦确诊，应立即做根治术。

五、口腔黏膜下纤维化

口腔黏膜下纤维化或口腔黏膜下纤维变性是一种慢性进行性疾病。

(一)病因

不明，可能与下列因素有关：①咀嚼槟榔。②食用辣椒。③维生素缺乏、免疫力低下。

(二)临床表现

有灼痛、疼痛及舌、唇麻木，口干等自觉症状。严重时张口受限，吞咽困难。初为起小水疱→溃疡→形成瘢痕。软腭苍白或白色斑块，条索状形成，软腭缩短。两颊黏膜灰白色，形成斑块状。舌背及舌缘苍白，舌前伸受限，光滑舌。唇黏膜苍白，扪及纤维条索。

(三)诊断

根据生活史及口腔黏膜发白、条索状瘢痕等特征诊断。

(四)治疗

1.维A酸

有13-顺式维A酸、芳香维A酸类药物等可使用，以减轻症状。

2.手术

切断纤维条索，创面植皮，适用于严重张口受限者。

3.免疫制剂

雷公藤多苷片10 mg，每天3次，口服。

4.维生素E

每次维生素E 100 mg，每天2次，口服。

5.中药

活血化瘀，主药用当归、丹参、红花、川芎、赤芍药等。

6.去除致病因素

戒除嚼槟榔习惯,避免辛辣食物。

六、口腔白色角化病

(一)病因

黏膜长期受到明显的机械性或化学性刺激。

(二)临床表现

灰白色、浅白或乳白色、边界不清的斑块。可发生于口腔黏膜任何部位,以唇、颊、舌多见。病损不高出于黏膜,柔软而无任何症状。烟碱性白色角化病(烟碱性口炎),上腭因吸烟呈灰白色或浅白色损害,其间有腭腺开口而呈小红点状。

(三)诊断与鉴别诊断

去除刺激因素后病变消失,病理变化为上皮过度角化或部分不全角化。应与白色水肿、颊白线、灼伤鉴别。

(四)治疗

主要去除局部刺激因素,角化严重者局部可用维 A 酸涂布。

第五节　口腔黏膜变态反应性疾病

一、多形性红斑

本病为黏膜与皮肤急性渗出性炎症病变。病损以多形性红斑、丘疹、水疱、糜烂、结痂等多种形式出现。多见于青少年。病因复杂,以变态反应为多见,有一定自限性。

(一)病因

一般认为与变态反应因素有关。发病前常有服药史,或食用异性蛋白、接触化妆品等。与季节气候因素、寒冷、灰尘、日光或微生物感染、精神情绪应激反应等亦有关。

(二)诊断

(1)口腔黏膜表现为红斑、水疱,破溃后常融合成片状表浅糜烂,形状不规则,疼痛明显。可伴唇部水泡渗出、结痂或脓痂。

(2)皮肤可有散在丘疹、红斑、水疱,对称性分布于颜面、耳郭、四肢与躯干等部位。典型红斑呈虹膜样(在红斑中心发生水疱而状似虹膜)或环状(在红斑边缘部分发生水疱而似环状)。

(3)发病急骤,病程短,可以复发。

(三)鉴别诊断

应注意与药物过敏性口炎、白塞综合征、天疱疮、疱疹性龈口炎等鉴别。

(四)治疗

1.局部治疗

(1)消炎止痛:用雷弗奴尔、氯己定或多贝氏液及 1%～2%普鲁卡因含漱。

(2)皮肤病损可用 5%硫黄炉甘石洗剂。

2.全身治疗

(1)抗组织胺类药物,用苯海拉明、氯苯那敏、阿司咪唑之类,可配合 10%葡萄糖酸钙加维生素 C 静脉注射。

(2)皮质激素:病重者,用泼尼松 30 mg,口服,每天一次,3～5 天后减量至 5 mg,每天一次。或静脉滴注氢化可的松。

(3)支持治疗:给予多种维生素。必要时给予输液。

(五)护理与预防

(1)保持口腔卫生。

(2)避免和停止可能引起变态反应的药物及食物。

二、药物性口炎

本病属Ⅳ型变态反应性疾病,病损可单独或同时见于口腔与皮肤。若有口腔病损者,根据病因不同又称接触性口炎或药物性口炎。

(一)病因

由于口腔黏膜反复接触某种物质,如托牙材料、食物、银汞合金、牙膏、唇膏等所致;或使用某些药物,如磺胺类、巴比妥类、抗生素类、镇静剂等发生变态反应所致。

(二)诊断

(1)有明显的病因接触史。

(2)接触性口炎潜伏期从≤2 天。口腔黏膜充血水肿,出现水疱,糜烂渗出,上覆假膜,局部灼热疼痛。

(3)药物性口炎潜伏期初次发作稍长,随着反复发作可缩短至数小时或数分钟。口腔黏膜灼热发胀或发痒,充血水肿,渗出糜烂甚至坏死。也可合并全身皮肤损害或局限固定性色素斑即固定性药疹。

(三)治疗

1.局部治疗

(1)消炎含漱剂:氯己定、口泰、雷弗奴尔等溶液含漱。

(2)止痛:0.5%~1%普鲁卡因液,于饭前10分钟含漱。

2.全身治疗

(1)抗组织胺类药物:口服苯海拉明、氯苯那敏、阿司咪唑之类。

(2)10%葡萄糖酸钙溶液20 mL加维生素C 1 g,静脉注射,每天1次。

(3)病情严重者可酌情使用泼尼松、地塞米松等皮质激素。

(4)给予大量维生素C。

(四)护理与预防

(1)保持口腔卫生,防止继发感染。

(2)及时去除和避免变应原因。

三、血管神经性水肿

(一)病因

血管神经性水肿属Ⅰ型变态反应。引起变态反应的物质如食物、药物、寒冷、情绪、感染、外伤等。

(二)诊断

(1)好发于口唇周围的疏松组织,上唇多于下唇。

(2)肿胀发展迅速,一般在10分钟内已明显,水肿区光亮潮红或接近正常色泽。

(3)局部有灼热,瘙痒感。触诊微硬而有弹性,无压痛。

(三)治疗

(1)寻找变应原,并停止接触。

(2)抗组织胺类药物,如苯海拉明、氯苯那敏、阿司咪唑等。必要时使用皮质类固醇。

(3)局部涂用炉甘石洗剂止痒。

四、接触性口炎

过敏性接触性口炎是过敏体质者于局部接触药物后,发生变态反应引起的一种炎症性疾病。

(一)病因

迟发型变态反应。

(二)临床表现

接触部位轻者黏膜肿胀发红或形成红斑;重者糜烂和溃疡,甚至坏死。在接触区外,也可向邻近组织扩张。

(三)诊断

根据病史及发现局部变应原,除去病因后症状很快消失。

(四)治疗

除去变应原,药物治疗见过敏性口炎。

第六章

口腔颌面部损伤

第一节　软组织损伤

口腔颌面部损伤，因致伤原因的不同，可造成单纯的口腔颌面部软组织损伤，也可造成软组织和深部骨组织的联合损伤，其中单纯的软组织损伤最多见。

一、擦伤

擦伤常见于颜面部较突出的部位，如颏部、唇部、颧部、鼻尖、额部等处与粗糙面的物体呈切线方向摩擦，造成表皮层破损或脱落，甚至可深达真皮浅层。

(一)临床特点

创面表浅，常呈点状渗血或散在的小片渗血，有时可见淡黄色血浆渗出；创面常有泥沙或其他不洁物附着；创面如果仅累及表皮层，仅有轻度疼痛。如果真皮层暴露者，则有明显的灼痛。

(二)治疗

治疗原则主要是尽早彻底清创。去尽创面内的泥沙等污染物，创面暴露，保持干燥，数天内可自行愈合。真皮层暴露者，渗血和血浆渗出较多，可在创面覆盖一层凡士林油纱，然后敷料包扎可减少创面感染机会。油纱的凡士林不宜过多，应使网孔有良好的通透性，使创面的渗出物容易渗到外层敷料中，利于创面干燥，避免感染。如果创面已感染，则需用高渗盐水湿敷，湿敷时局部辅以抗生素，有利于控制局部感染。

对擦伤创面污染物的清除，一般使用生理盐水冲洗和擦拭，对泥土、砂粒等容易清除。但煤渣等有色异物被清除后创面有可能被染色，污染时间越久，染色越深，如不在清创中予以清除，则愈合后常遗留皮肤色素，严重影响容貌。对已染色的浅层组织,采用打磨皮肤的金刚砂打磨器磨去染色组织,可减少伤口愈合的色素沉着。如果擦伤创面是非水溶性的油泥等,则需用乙醚、二甲苯、丙酮等有机溶剂,方可去除油腻污染物。

二、挫伤

颌面挫伤多由于钝物直接打击或因跌倒撞击于硬物所致的闭合性损伤。表面皮肤完整,但深部皮下组织内小血管、淋巴管破裂,引起深部组织内渗血,形成皮下瘀斑或血肿。严重的挫伤可累及深部的肌肉、骨膜和关节,可伴发骨折。

(一)临床特点

1.血肿的表现

较浅的瘀血和血肿可引起皮肤变色、局部肿胀和疼痛。皮下瘀斑早期呈暗红色或青紫色,随着瘀血的分解和吸收,皮肤颜色逐渐变为浅黄色,一般在伤后2～3周可恢复正常的肤色。

局部的肿胀和疼痛与挫伤部位的组织质地有关。眼眶周围和面颊、颞部组织疏松,组织肿胀明显,但疼痛较轻,而额部挫伤时,肿胀虽不明显,但胀痛较甚。口底血肿常使舌根部后移,而出现上呼吸道梗阻,具有高度的危险性,多见于口底软组织挫伤。当口底软组织损伤伤后出现呼吸困难,应高度警惕口底血肿的可能,应尽快作出诊断和处理。颞颌关节常在下颌骨遭受暴力后出现组织挫伤,引起关节囊内或囊外渗血,可出现关节区压痛、自发痛、张口疼痛、张口受限甚至错𬌗。囊内血肿时,关节区肿胀不明显,但疼痛明显。

2.血肿的转归

当深部组织内较大血管破裂时,大量血液聚积在局部形成血肿。血肿可以向多个方向转化:①较小的血肿,被组织内吞噬细胞等吞噬、分解,最终被完全吸收,血肿消失;②较大的血肿不容易被完全吸收,周围血管、成纤维细胞长入,血肿机化,最终形成瘢痕结缔组织;③血肿如果长期存留,容易继发感染,形成脓肿;④少数血肿中心液化,发生囊性变;⑤如果是颈部大血管破裂形成的血肿,破裂口不易闭合,可形成假性动脉瘤或动静脉瘘。

(二)治疗

早期止血,止痛,预防感染,消除血肿的压迫症状,后期促进血肿吸收和功能恢复。

挫伤后早期应冷敷,使组织内小血管收缩,减少渗血和组织水肿。如有血肿形成,应加压包扎,可压迫止血和使组织内渗血局限化。较大的血肿,多不能自行吸收,应使血肿尽量缩小,可在无菌条件下用粗针穿刺,将血肿内未凝固的血液(多混有淋巴液、组织液)抽出,使血肿变小,利于血肿的分解、吸收。较小的血肿即使不能全部吸收,机化后形成的瘢痕也较小,对功能的影响也较小。抽吸时,负压不宜太大,否则会使栓塞的小血管栓子脱落,再次出血。如果血肿大,为了避免机化后形成大块瘢痕,影响面部表情肌活动或张口,可手术切开、清除血凝块,消除血肿,关闭深部无效腔;口底血肿或颈部大血肿,容易造成呼吸道受压引起窒息,应手术清除血肿;血肿感染,形成脓肿,也应切开引流。

挫伤后期,渗血停止,则宜改用局部热敷、理疗,可促进血液循环,利于血肿的分解、吸收。中医采用活血化瘀,消肿的原则,内服外敷,对挫伤有较好的疗效。

颞颌关节的挫伤,如关节囊内积血,一定要抽除积血,防止血肿机化,继发关节强直。如果仅为关节软组织肿胀、疼痛,无明显积血,可戴入磨牙垫,或在磨牙区垫 2~3 mm 厚橡皮垫,辅以颅颌弹性绷带,可使髁突下移,达到关节减压、疼痛减轻的目的。张口训练对防止关节囊内血肿继发关节强直有重要作用。应在伤后 10~15 天,即开始进行张口训练,并配合关节区热敷、理疗,促进关节囊内积血的吸收。

三、挫裂伤

挫裂伤多见于较大力量的钝器打击,引起皮肤和皮下深层组织开裂。

(一)临床特点

创口不整齐,创缘常呈锯齿状。深部创面可有发绀色的缺血坏死组织。

(二)治疗

充分清洗伤口,彻底止血,修剪创缘。剪去已经坏死的组织,分层缝合时,应避免在深部留下无效腔,皮肤创缘准确对位缝合。如伴发骨折,应同时处理。

四、切割伤

切割伤是由刀或玻璃等锋锐器械造成的开放性创伤。

(一)临床特点

创缘整齐,一般无组织缺损,创面污染较小。可能伤及深部的知名血管,引起大量出血,如果面神经切断,则造成面瘫。

(二)治疗

清创后,对位缝合。对切断的知名血管,应予以结扎止血,切断的神经也力争一期吻合。

五、刺伤

(一)临床特点

软组织被尖锐、细长的物品刺入,形成入口小,伤道窄而深的创口。常常是盲管伤,部分为贯通伤。伤道常与口腔、上颌窦、鼻腔、眼眶相通,甚至可深达颅底。与窦腔相通者,容易继发感染。玻璃、木片等易碎物品,在伤道深部容易折断并残留在组织内。

(二)治疗

彻底清除伤道内的污染物,特别留意探查伤道深处有无异物。如有应尽量取出,必要时可扩大创口,取出异物。同时,要避免对邻近重要血管、神经的损伤。

由于伤道深部无效腔不易缝合而消除,应常规放置引流条,防止深部积液、积血、继发感染。创口缝合后容易造成深部的厌氧环境,利于破伤风杆菌的滋生、繁殖,应常规预防性给予 1 500 IU 的破伤风抗毒素或破伤风免疫球蛋白。

小儿常将筷子、匙子或其他棒状物含于口内,跌倒后造成腭部穿通伤,多见于硬腭后缘的软腭穿通,一般无组织缺损。可在基础麻醉下用粗针、粗线,行软腭全层贯穿缝合,2～4 针即可。

六、螫伤

(一)临床特点

颌面部处于暴露部位,容易被蜂类、蝎子等昆虫的毒刺刺伤,毒剂携带的毒素使局部红肿明显,疼痛剧烈。

(二)治疗

处理方法是取出毒刺,中和毒素,消肿止痛。中和毒素常用 5％～10％氨水涂抹患处。用 5％～10％普鲁卡因做螫伤周围环封,有良好的消肿止痛效果。

七、咬伤

(一)临床特点

咬伤见于野生动物(如熊、狼)和家庭宠物如(狗)咬伤,偶也可见于人咬伤。常造成颌面部大块组织的撕脱和组织缺损,特别是突起部位,如鼻、耳、唇部的缺损。此类伤的创面污染重,容易感染。

(二)治疗

处理时,应彻底清创。组织缺损不严重者,应尽量拉拢缝合,缝合时针距宜宽,利于创口分泌物引流,必要时可置放橡皮引流条。组织缺损较大、创面暴露、污染较轻者,可立即游离植皮,覆盖创面,暴露的骨创面或污染重的软组织创面,先用抗生素生理盐水湿敷,控制感染,待新鲜肉芽组织生长后,再植皮。鼻、唇、外耳等缺损,若无法即刻修复,一般行二期整复。狗咬伤时应预防性注射狂犬疫苗。

八、撕脱伤

(一)临床特点

撕脱伤多见于工伤中长发辫卷入机器,或车祸中车轮旋转或拖拉,使大块头皮撕脱,严重者连同额部、眉毛、耳朵及部分面颊部组织一并撕脱或撕裂。撕脱伤伤情重,出血多、创面广,常伴骨面裸露甚至骨折。容易发生创伤性休克和继发感染。

(二)治疗

撕脱伤应尽早清创,防治休克。如果撕脱组织有蒂时,应立即复位、缝合;如果有可供吻合的大血管,完全撕脱的组织也可复位缝合;如果撕脱组织中主要血管挫伤严重,不能吻合,或估计吻合后容易出现栓塞者,在伤后 6 小时内,将撕脱皮肤保留,修剪成全厚或中厚皮片后再植。如伤口超过 6 小时,撕脱皮肤不能再植,应在控制感染的基础上,尽早植皮,覆盖创面。

九、热灼伤

颌面部处于暴露状态,容易遭受火焰等烧伤,面部也容易被沸水、高热油等烫伤,偶可见放射线、电流引起的灼伤。

(一)烧伤深度的估计方法

三度四分法是临床上普遍采用的方法,主要依据组织学层次进行深度划分。

1. I 度烧伤

只伤及表皮中、浅层,主要累及颗粒层及其浅层,有时可伤及棘层,但生发层完好,上皮再生能力强。I 度烧伤又称红斑性烧伤,烧伤处皮肤发红、肿胀,但无水疱。局部干燥,有明显的烧灼痛。通常 3~7 天后,皮肤的红肿逐渐消退,转为淡褐色。表皮皱缩、脱落,露出红润光滑的上皮面,有时可有浅淡的色素沉着,但在短期内可恢复正常肤色。皮肤去屑后不会留下任何瘢痕。

2.Ⅱ度烧伤

伤及真皮。根据在真皮内的深浅又分为:浅Ⅱ度烧伤:仅伤及真皮乳头层。由于生发层大部受累,上皮的再生有赖于残存的生发层及皮肤附件,如毛囊、汗腺管上皮。上皮再生稍慢,但多能在1～2周痊愈,不留瘢痕。浅Ⅱ度烧伤后,很快在患处形成大小不等的水疱,水疱饱满、突起,内含淡黄色清亮液。创面水肿,疼痛剧烈。若无感染,1～2周自愈,不留瘢痕,但常有较深的色素沉着,以后逐渐消退。深Ⅱ度烧伤:伤及真皮深层的乳头层全层,仅残留部分真皮和皮肤附件。真皮深层的网状层内残存的毛囊、汗腺、皮脂腺上皮增殖或形成上皮小岛,可再生上皮,不需植皮,创面可自行愈合。但在愈合过程中有部分肉芽组织形成,痊愈后多留有不同程度的瘢痕,但基本保存了皮肤功能。深Ⅱ度烧伤时,患处肿胀最为明显。因坏死的表层组织较厚,不易形成水疱。形成的水疱也较小,较扁平,表皮较白或棕黄。将坏死表皮去除后,创面微湿红,或白中透红、红白相间。表皮渗液较少,干燥后可见蜘蛛网状血管栓塞。若无感染,3～4周后可自愈。如继发感染,将导致残存的皮肤附件和上皮破坏,创面不能自愈,必须植皮,覆盖创面。

3.Ⅲ度烧伤

伤及皮肤全层,真皮和皮肤附件全部毁损,而且可能伤及皮下脂肪、肌肉甚至骨面。皮肤全层及伤及的深部组织坏死、脱水形成焦痂,逐渐与正常组织分离后脱落。裸露的创面已无再生的上皮来源,仅在创面边缘有上皮。如果创面大,仅靠边缘的上皮生长、爬行,覆盖创面,十分缓慢,必须植皮方能愈合。如果创面不消除,大量肉芽组织生长,皮肤由瘢痕取代,将造成面部畸形和功能障碍。Ⅲ度烧伤又称焦痂性烧伤。患处皮肤坏死呈灰白色、棕黄色,并逐渐脱水炭化。伤处感觉迟钝,疼痛消失。

(二)口腔颌面部热灼伤的特点

(1)口腔颌面部组织疏松,血运丰富,创面肿胀明显,渗出液多。一般在24小时内水肿逐渐加重,48小时达高峰。深度烧伤时,肿胀向深部扩张,可压迫呼吸道引起上呼吸道梗阻,小儿深度烧伤后早期即可引起脑水肿。一些严重烧伤病员,在伤后2～3天为水肿高峰期,此时应高度警惕脑水肿造成的脑疝,病员常因中枢性呼吸、循环功能衰竭而死亡。

(2)颜面部烧伤时,常伴热空气吸入,造成呼吸道热灼伤。呼吸道黏膜水肿,呼吸道变窄,黏膜上皮大量分泌液体,纤毛运动障碍,咳嗽反射减弱或消失,造成分泌物堵塞下呼吸道。如有呼吸困难,应紧急行气管切开术。

（3）颜面部神经丰富，伤后疼痛剧烈，应给予镇痛、镇静药物。

（4）颜面部高低不一，热力作用的强度不一，烧伤的深度常不相同。一般来说，面部较突出的部位受伤较重，如鼻、唇、颧部、外耳等。具体的深度判断应根据临床表现予以鉴别。

（5）颜面部血运丰富，抗感染力强，修复能力强。创面痂壳剥脱分离早，愈合快，即使是深Ⅱ度烧伤，也可获得痂下愈合。

（6）由于毛发及五官分泌物的存在，容易污染，感染机会较大，应加强护理，及时清除分泌物，进食时避免食物污染创口，保持创面清洁，减少污染。

（7）深度的颜面部烧伤后，患处遗留的瘢痕挛缩会造成明显的面部畸形及功能障碍。如小口畸形、唇外翻、睑外翻、张口受限、假性关节强直、颏颈粘连等。因此，面部烧伤不仅要求创面修复，还要最大限度地防止容貌毁损及功能障碍。

（三）热灼伤的治疗

常用的方法主要有早期清创术、暴露疗法、包扎疗法、切痂疗法和植皮术。对治疗方法的选择，应遵循以下几条原则：①能够保护创面，对创面无损伤；②形成一个促进创面愈合的局部环境；③减轻疼痛；④减少细菌污染，防止创面感染；⑤尽早去除创面已失活的组织。

1.清创术

主要清除创面的污染物、异物和失活组织。现多主张简单清创，因为彻底清创不可能使创面无菌，反而有可能加重局部创伤，甚至促进休克的发生发展。清创前应先剪去创面周围毛发。用肥皂水或有机溶剂清洗创面周围健康皮肤，再用1‰新洁尔灭或0.5‰氯己定反复冲洗创面，冲不掉的污染物可用棉球轻轻擦拭，最后再用生理盐水冲洗创面。创面的小水疱无须处理，大水疱可用消毒针刺破，行低位引流，保留疱皮。如果水疱已感染化脓，则应去除疱皮。深度烧伤坏死的皮肤，在早期与深部相连，应在2周左右时再行切痂术。

2.暴露疗法

将创面直接暴露在空气中，让创面干燥，造成一个不利于细菌生长繁殖的环境。该法可以预防和控制感染，抑制焦痂液化和糜烂。将伤员置于清洁、空气流通，室温30℃左右的环境内。创面完全暴露，保证创面的清洁、干燥和无感染。应及时清理创面渗液和分泌物。为促进创面干燥可用烤灯照射。创面可涂擦磺胺嘧啶银或吡咯酮碘等不易被创面吸收、抗菌效果好、毒性小的药物，中医学中的虎杖液、紫草油、猪油等具有良好的镇痛、消肿、收敛、干燥创面的作用，可一天涂布数次。行暴露疗法时，应做好创面与周围环境的消毒、隔离工作。及时更换无菌铺单,避免交叉感染。暴露疗法适用于颜面部不易包扎固定部位的各类烧伤,但不适用于不合作的婴幼儿及昏迷病员。

3.包扎疗法

这是用敷料对创面进行包扎、封闭、固定的一种方法。它可以保护创面,减少外界对创面的刺激,减少外界细菌对创面的污染和侵袭,包扎和封闭、固定给创面提供了细胞生长的良好环境,有利于创面愈合。常用于:烧伤病员的转送;婴幼儿及不合作的烧伤患者;较严重的深度烧伤。但包扎疗法不适于严重污染的创面,因为封闭的内环境有利于细菌滋生繁殖。包扎方法:内层敷料可用少油的、网眼适当的凡士林纱布,也可以用抗生素盐水纱布或干纱布。外层敷料要有足够的厚度,应>1 cm,以保证敷料不被渗出液浸透。宽度要超过外缘至少5 cm。包扎压力要适中,应露出嘴、眼、鼻。如果外层敷料干燥,创面无感染征象时,可2~5天交换敷料一次。如敷料已浸透后,则应及时更换,如果患者自诉创面跳痛、敷料有臭味、体温升高、白细胞升高,提示有创面感染,应及时更换敷料或换用其他疗法。

4.焦痂切除术

此方法就是采用手术的方法切除焦痂。它与植皮术联合应用可缩短疗程,减轻感染,加快创面愈合。Ⅲ度烧伤后,皮肤坏死、脱水形成焦痂,小片的焦痂可自行剥脱,但大片的焦痂剥脱很慢,痂下积聚的分泌物不易清除,容易继发感染,出现痂下积脓,常需手术切除焦痂。切痂术是大面积深度烧伤救治成功的关键。Ⅲ度烧伤的创面,多数不主张早期切痂,因早期深度不易分辨,切痂平面不够清楚,容易造成切除过多,增加组合缺损。加之面部血液循环丰富,出血较多,宜在伤后2周左右行切除术。近年也有人主张早期切痂后植皮,认为这样可减少瘢痕形成和功能障碍。一旦焦痂开始分离,应迅速切痂或剥痂,然后植皮,消灭创面。

5.植皮术

深度烧伤创面,无上皮细胞覆盖时,靠纤维结缔组织增生修复创面,伤后的瘢痕挛缩将导致严重的面部畸形和功能障碍。游离植皮,可从远处提供上皮细胞,加速创面的上皮覆盖,促进创面愈合。而且,暴露的创面植皮后,渗出减少,感染也减少,游离植皮术在烧伤治疗中广泛应用于创面的关闭治疗。颜面部Ⅲ度烧伤创面的植皮,多采用中厚皮片游离移植,可获得较高的存活率,皮肤又能有较好的质地、颜色和功能。

十、化学性灼伤

颜面部处于突出暴露部位,日常纠纷中的毁容事件,屡屡发生,常用酸、碱等高度腐蚀性化学物质,造成颜容毁损和严重口腔、咽部、食物的灼伤。化学工厂的工伤事故也容易造成头颈颜面等暴露部位损伤,高浓度的化学气体经呼吸道吸入会造成口腔黏膜和呼吸道黏膜的灼伤。战争中的化学武器,如疥子气、磷弹等也会引起化学性灼伤。

(一)致伤机制

按化学物质对组织作用的性质可分为两类:组织凝固性物质和组织溶解性物质。

1.组织凝固性物质

主要有酸类,如硫酸、盐酸、硝酸、碳酸、草酸等和重金属盐,如硝酸银、氯化锌等。上述物质使组织蛋白凝固,组织脱水,创面迅速形成一层界限清楚的痂壳。凝固的蛋白限制了致伤物质向深部的侵蚀,因此酸灼伤的深度较碱灼伤浅。

2.组织溶解性物质

主要有苛性碱氢氧化钠和氢氧化钾等。碱类与组织蛋白结合,形成可溶性碱性蛋白化合物,与脂肪组织发生皂化反应;使细胞脱水坏死;形成不断向深部侵蚀的持续性损害;并在溶解组织的过程中产热;加重损伤。

(二)临床表现

不同的化学物质引起的临床表现和全身中毒症状不尽相同,其表现及程度与化学物质的种类、浓度、剂量、接触时间、损伤部位等因素有关。

1.硫酸灼伤创面

硫酸灼伤创面为黑色或棕黑色;浓盐酸灼伤创面为棕黄色,口腔黏膜则多呈浅绿色;硝酸灼伤创面多呈棕黄色或褐色。灼伤深度越深,痂色越深。

2.强碱灼伤创面

强碱灼伤创面多呈黏滑或肥皂样焦痂,基底潮红,较深,一般均在深Ⅱ度以上,疼痛剧烈。焦痂脱落后,创面深陷,边缘潜行,创面经久不愈。

(三)治疗

治疗原则是尽快脱离致伤物质,立即大量流水冲洗,迅速查明致伤物质的性质,采取相应的措施,积极预防和治疗全身中毒等合并症。

不管是哪类化学物质引起的灼伤,均需在受伤现场使伤员脱离致伤物质,如果头发内和衣服上浸泡了液体,应迅速剪去头发,脱掉衣服,并立即用流动冷水冲洗患处,30分钟以上,碱性烧伤冲洗时间应更长,有人建议24小时冲洗,口腔黏膜冲洗后可用1%普鲁卡因含漱。伤后的早期冲洗对减轻组织损伤非常关键,故应予以充分冲洗。

颜面部化学灼伤后,应常规检查有无眼部灼伤,并应优先冲洗,并在表面麻醉下仔细检查角膜和结膜表,彻底清除残留物质。

治疗时应查明致伤物质,可根据皮肤或衣服上的残留物予以分辨。仔细询问家属,核对盛装致伤物的容器,对致伤物性质的判明十分有益。另外,可结合创面局部的表现加以诊断。

确定致伤种类后,可选用相应的中和剂。

酸性灼伤时,用 1%～2%碳酸氢钠冲洗,或用肥皂水冲洗,中和创面的酸后,再用水冲洗,吞食强酸者,用 0.5%～1%的碳酸氢钠冲洗口腔,但切忌吞入,忌用碳酸氢钠洗胃或用催吐剂,以免造成胃穿孔,可口服蛋清、牛奶、豆浆、氢氧化铝、凝胶等,保护食管和胃肠黏膜。

碳酸烧伤时,其腐蚀、穿透力较强,对组织有浸润性破坏。吸收后主要对肾脏产生损害。故抢救时先用大量流动冷水冲洗 1 小时以上,再用 70%酒精冲洗,或伤后用水或直接用酒精冲洗。伤后早期切痂,可减少局部吸收,减轻全身中毒和肾脏损害。

草酸灼伤后常形成粉白色顽固性溃疡。草酸吸收后与钙结合成草酸钙,使血钙下降。局部大量冷水冲洗后,应局部和全身使用钙剂。

碱性灼伤时,可用食醋或 2%～5%醋酸,柠檬酸冲洗,中和碱液。吞服强碱者,口腔黏膜灼伤可用较低浓度(0.5%～1%)的弱酸(醋酸、柠檬酸等)冲洗,禁忌洗胃和催吐,以防胃、食管穿孔。

生石灰烧伤时,用水冲洗前,应将石灰粉基本擦净,以免生石灰遇水后产热加重损伤。

磷灼伤,常见于化工厂或战争中磷弹灼伤。一方面是由于附着颜面部的磷遇空气或受震动即可自燃,另一方面,磷燃烧生成的五氧化二磷可使组织脱水,而且后者遇水后生成磷酸,并产热使创伤加深。磷和磷化物还可经局部创面迅速吸收,灼伤数分钟后即可进入血液和肝、肾等内脏器官,引起急性肝、肾衰竭。磷也容易蒸发,经吸入引起呼吸道灼伤。磷灼伤是热烧伤和化学灼伤的复合损伤,并伴广泛的全身器官的损害。

磷烧伤者,除立即用水冲洗外,应迅速清除磷颗粒。残存的磷颗粒遇空气易复燃,应避免与空气接触。未来得及清除的创面部分,不要暴露在空气中,可用数层湿布覆盖,并用湿布遮掩口、鼻腔,减少磷蒸气吸入造成的呼吸道灼伤。

清创时,用 1%硫酸铜清洗,可产生磷化铜,呈黑色,便于清除干净。清除完毕后,再用清水冲洗,然后用 2‰～5‰ 的碳酸氢钠湿敷,中和磷酸。4～6 小时后,包扎创面。严禁用油脂类敷料包扎。因为磷在油脂内溶解后可加速其吸收。一般不采用暴露疗法,以防残存磷遇空气自燃。

全身中毒的预防在于局部尽早尽快和彻底的清创,早期切痂,减少化学毒物的吸收。

无机磷中毒的抢救,目前尚无较有效的办法,主要是对症治疗:应用大量葡萄糖和各种维生素,以及高热量、高蛋白饮食保护肝脏,及早利尿、碱化尿液,禁用损害肾脏的药物。

十一、冻伤

机体组织的冰点一般为 $-2.5～-2.2$ ℃,依组织的种类和部位有所差异,皮肤开始冻结的温度约为 -5 ℃。一般来说,当局部组织的温度降到冰点以下时,即可发生冻伤。冻伤常发生于身体暴露部位,特别是肢端或循环较差的部位,手、脚趾最多见,颜面部、鼻尖、外耳次之。

(一)病理过程

1.生理调节阶段

局部低温,使血管收缩,血流减少,散热减少。短期收缩后,继发血管扩张,血流增加,以保障局部组织的血供。血管收缩与扩张,交替发生,每一周期为5～10分钟。如果持续局部低温,则局部血管持续收缩、痉挛,组织缺血,温度明显降低,引起冻结性损伤。

2.组织冷冻阶段

首先是细胞外液的水分结成冰晶体,并以此为晶核,逐渐增大,导致细胞外液电解质浓缩,细胞外高渗压使组织细胞脱水,细胞代谢紊乱,细胞膜破裂,细胞变性、坏死。血管内皮细胞和血管壁的破坏,血栓形成。微循环障碍,从而加剧了局部缺血和组织坏死。

3.复温融化阶段

即使在局部温度回升后,继发的微血管栓塞还会加重局部的微循环障碍,反而加速和加重了冻伤。有人认为,在一定条件下,冻伤组织的 40% 是组织冻结造成的原慢性损伤,60% 是微循环障碍造成的继发性损伤。

(二)分级

冻伤深度的划分基本同热灼伤。一般为分四类。

(1)Ⅰ度冻伤:仅伤及表皮。皮肤发红、肿胀、皮温升高。局部有麻木感,复温后瘙痒、灼痛、无水疱。一般不做特殊处理,5～7 天后自愈。

(2)Ⅱ度冻伤:伤及真皮层。皮肤红或暗红,压之变白,继之血管迅速充盈,局部肿胀,疼痛明显。复温后 12～24 小时出现大小不等的浆液性水疱。5～7 天后水疱逐渐吸收、结痂,2～3 周后痊愈,可遗留浅瘢痕。

(3)Ⅲ度冻伤:伤及皮下组织。皮肤青紫,明显肿胀,疼痛剧烈,数天后局部组织发黑坏死,缓慢脱落后,遗留明显瘢痕。

(4)Ⅳ度冻伤:伤及肌肉甚至骨骼。同Ⅲ度,但程度更重多伴严重的全身症状。

耳、鼻冻伤时,其软骨对冷的抵抗力弱。在外部皮肤只有很小的损害时,就可能引起内部的软骨坏死,发生慢性软骨膜炎,软骨变形、收缩,导致耳、鼻畸形。

(三)治疗

(1)迅速脱离寒冷环境,实施保温措施,防止继续受冻。

(2)尽早快速复温:用 40 ℃温水湿毛巾,局部热敷,持续 20～30 分钟。水温不宜超过 43 ℃,严禁火烤、雪搓、冷水浸泡或捶打受冻部位。

(3)改善局部微循环:静脉滴注右旋糖酐-40 500～1 000 mL,持续 7～10 天。还可配合血管扩张剂,如罂粟碱 30 ng,肌内注射,每 6 小时一次。

(4)局部保暖、涂布冻伤膏:Ⅰ～Ⅱ度冻伤,只作局部清洁和保暖。局部涂布冻伤膏,厚度至少 1 mm 以上,可起保暖作用。Ⅲ度冻伤时,应在坏死组织分界明显时剥痂,然后尽量在肉芽创面上植皮,缩短愈合时间。Ⅱ度以上的冻伤,应常规预防性肌内注射破伤风抗毒素。

十二、火器伤

火器伤主要包括枪弹伤和爆炸伤。其伤情视致伤武器、投射距离和速度、弹道部位等不同有所差别。

(一)临床特点

1.多为二次性损伤

枪弹射入颌面部时,除少数全程穿过软组织外,大部分弹头均易受颌骨和其他面骨以及牙齿的阻挡,随即发生爆炸。炸裂的骨片、牙碎片成为继发性弹性,向四周散射,引起邻近大片组织损伤。

2.常累及颌面部多个器官

呈多区域的广泛性损伤:单纯的软组织损伤少见,常伴牙、骨组织损伤。

3.多为贯通伤

可从颈部穿入口腔,或从一侧穿至对侧面部,从口腔穿通颅脑等。由于二次损伤的原因,伤道常常是入口小,出口大。

4.组织内的弹道不一定是直线

弹头遇到质地不一的骨质或窦腔,常改变弹道方向。在异物定位和探查时,应注意这种情况。

5.伤道及周围组织内异物多

弹片及爆炸造成的碎骨片、牙片常嵌入邻近组织中。

6.火器伤创面污染严重

炸药、泥土的污染,牙碎片的污染,弹片穿过窦腔带入的污染等,均易加重创面污染。

7.创口不规则、不整齐,常伴组织缺损

弹头爆炸和雷管等爆炸,使创口呈放射状撕裂伤,对位缝合较困难。

(二)治疗

(1)火器伤的伤情均较严重,首先应维持全身情况的稳定,保持呼吸道通畅、止血、抗休克。如果是口底、颈部的广泛损伤,容易出现上呼吸道梗阻,必要时行管气切开术。

(2)细致、彻底清创是关键:彻底冲洗创面,减少局部污染;仔细探查,尽量除尽异物;创缘修整比一般创口要彻底;力争关闭与口腔的通道;暴露的骨面须用周围组织覆盖或碘仿纱布覆盖;软组织缝合不宜过紧过密,应常规放置引流条。

(3)加大抗感染力度:大剂量全身用抗生素。常规注射破伤风抗毒素。

第二节 牙及牙槽骨损伤

牙及牙槽骨损伤较常见,可以单独发生,也可以和颌面其他损伤同时发生。前牙及上颌牙槽骨,因位置较突出,容易受到损伤。

一、牙挫伤

(一)临床表现与诊断

牙挫伤主要是直接或间接的外力作用使牙周膜和牙髓受损伤。由于伤后可发生创伤性牙周膜炎,特别是接近根尖孔处,血管常发生破裂、出血,致使患牙有明显叩痛和不同程度的松动。自觉牙伸长,对咬合压力和冷热刺激都很敏感等。若同时有牙龈撕裂伤,则可有出血及局部肿胀。损害轻者,尤其是青少年患者,损伤多可自行恢复,若损伤较重,甚至根尖孔处主要血管撕裂,则引起牙髓坏死,在临床上表现为牙冠逐渐变色,牙髓活力由迟钝渐渐变为无活力反应。偶然也可以出现牙髓炎症状。此种坏死的牙髓有时除牙冠变色外,可以终生不出现症状,也无危害。但也可以发生继发性感染,并引起根尖周围组织的急性或慢性炎症。

(二)治疗

牙挫伤的治疗比较简单,轻者可不做特殊处理。损伤较重者应使患牙得到休息,在1~2周避免承受压力,可调磨对殆牙,使其与患牙不接触,也不要用患牙咀嚼食物。如果牙松动较明显,可作简单结扎固定。创伤牙齿定期观察,每月复查1次。半年后若无自觉症状,牙冠不变色,牙髓活力正常,可不必处理;如牙冠变色,牙髓活力不正常时,应考虑做根管治疗。

二、牙脱位

较重的暴力撞击可使牙齿发生部分脱位和完全脱位。

(一)临床表现与诊断

牙在牙槽窝内的位置有明显改变或甚至脱出。牙部分脱位,一般有松动、移位和疼痛,而且常常妨碍咬合;向深部嵌入者,则牙冠暴露部分变短,位置低于咬合平面。完全脱位者牙已脱离牙槽窝,或仅有软组织粘连。牙脱位时,局部牙龈可有撕裂伤与红肿,并可伴有牙槽突骨折。

(二)治疗

牙脱位的治疗,以尽量保存牙为原则。如部分脱位,不论是移位、半脱位或嵌入深部,都应使牙恢复到正常位置,然后固定2~3周;如牙已完全脱落,而时间不长,可将脱位的牙进行处理后再植。脱位固定的牙要定期复查,当牙冠变色或牙髓活力迟钝时,应做根管治疗。牙脱位固定的常用方法有以下几种。

1.牙弓夹板固定法

先将脱位的牙复位,再将牙弓夹板弯成与局部牙弓一致的弧度,与每个牙相紧贴。夹板的长短,根据要固定的范围而定。原则上牙弓结扎的正常的固位牙数应大于脱位牙的两倍,注意应先结扎健康牙,后结扎脱位牙。所有结扎丝的头,在扭紧后剪短,并推压在牙间隙处,以免刺激口腔黏膜。

2.金属丝结扎法

用一根长结扎丝围绕损伤牙及其两侧2～3个健康牙的唇(颊)舌侧,作一总的环绕结扎;再用短的结扎丝在每个牙间作补充垂直向结扎,使长结扎丝圈收紧,对单个牙的固定用"8"字形结扎法。

三、牙折

牙折常由于外力直接撞击而产生;也可因间接的上、下牙相撞所造成。平时由于跌伤致使上前牙、特别是上中切牙的折断为最多见。

(一)临床表现与诊断

按解剖部位,牙折可分为冠折、根折和冠根联合折3类。冠折又可分为穿通牙髓与未穿通牙髓两种。冠根联合折也有斜折和纵折两类。冠折如穿通牙髓,则刺激症状明显;未穿通牙髓者,可有轻微的感觉过敏,或全无感觉异常。根折的主要特点是牙松动和触、压痛,折断线愈接近牙颈部,则松动度愈大;如折断线接近根尖区,也可无明显的松动。冠根联合折断,可见部分牙冠有折裂、活动,但与根部相连,在冠部可察见裂隙,并有明显咬合痛或触压痛。测牙髓活力、摄牙X线等有助于对牙折的诊断。

(二)治疗

根据牙折的不同类型,采用不同的治疗方法。切缘折断少许只暴露牙本质者,可将锐利边缘磨去,然后脱敏治疗。切缘折断较多,但未露牙髓时,也可用上法保护断面。观察数月后如无症状,即可用套冠或光固化树脂修复缺损部分。牙冠折断已露牙髓,或在牙颈部折断但未到牙龈下时,应行根管治疗,然后用桩冠修复缺损部分。根折可用牙弓夹板或金属丝结扎固定,或用根管钉插入固定。冠根联合纵折,如有条件可行根管治疗后用套冠恢复其功能,否则可拔除。

四、乳牙损伤

乳牙损伤的处理有一定的特殊性,因保存正常的乳牙列,对今后恒牙萌出,颌面部发育及成长都很重要。因此,应当尽量设法保留受损伤的乳牙。

(一)临床表现与诊断

乳牙损伤的部位,多见于乳前牙,特别是上颌乳前牙。其损伤类型亦可分冠折、根折、嵌入、半脱位及脱位等,但以嵌入及半脱位为最多见。

(二)治疗

冠折、根折的处理与恒牙大体相同。儿童乳前牙因损伤而半脱位,若无感染,又距恒牙萌出尚有一定时间,可在局麻下用手法复位,然后用金属丝结扎固定。如有感染,则常需拔除。对向唇侧或腭侧半脱位或脱位的乳前牙,可应用牙弓夹板固定,并应调𬌗,使其暂时脱离咬合关系。

乳前牙因损伤牙冠嵌入牙槽内 1/3～2/3 者,可应用抗炎药物,预防感染,等待其再萌出;如牙冠完全嵌入,又无感染,复位后固定 6～8 周;如牙周组织破坏,并有感染者,则应拔除。损伤后经保存疗法处理的乳牙,应严密观察 3～6 个月,如发现牙髓坏死,应施行根管治疗,但一般只限于前牙;对嵌入的乳牙,应观察对恒牙的萌出有无影响。凡乳牙损伤需要拔除者,4 岁以上儿童,为了防止邻牙向近中移动致恒牙萌出错位,应该做牙列间隙保持器,以保证未来的恒牙列排列整齐,获得正常的咬合关系。

五、牙槽突骨折

牙槽突骨折常因外力直接作用于局部的牙槽突而引起。多见于上前牙,可以单独发生,也可以伴有上、下颌骨或其他部位骨折和软组织损伤。

(一)临床表现与诊断

牙槽突骨折常伴有唇组织和牙龈的肿胀及撕裂伤。骨折片有明显的移动度,摇动单个牙,可见邻近数牙随之活动。出现这一症状,即可证实该部位牙槽突已折断。骨折片移位,取决于外力作用的方向,多半是向后向内移位,从而引起咬合错乱。较少发生嵌入性骨折。牙槽突骨折多伴有牙损伤,如牙折或脱位。在检查时,要注意牙槽突骨折线平面的部位,以便能够及时地诊断出是否存在牙根和上颌窦壁的骨折。为此,可摄颌骨正位或侧位 X 线以助诊断。

(二)治疗

牙槽突骨折的治疗,首先应将移位的牙槽骨恢复到正常的解剖位置,然后根据不同情况,选择适当的固定方法。一般牙槽突骨折,在复位后常选用金属丝牙弓夹板结扎、固定 2～3 周,如不能立即复位者,也可做牵引复位固定。

第三节　全面部骨折

全面部骨折主要指面中 1/3 与面下 1/3 骨骼同时发生的骨折。多由于严重的交通事故、高空坠落和严重的暴力损伤造成。由于面骨维持着面部轮廓,一旦发生多骨骨折,面形则遭到严重破坏,且经常累及颅底和颅脑、胸腹脏器和四肢。

一、临床表现

(一)多伴有全身重要脏器伤

首诊时患者常有明显的颅脑损伤症状,如昏迷、颅内血肿以及脑脊液漏等;腹腔脏器如肝脾损伤导致的腹腔出血、休克等;颈椎、四肢和骨盆的骨折。

(二)面部严重扭曲变形

由于骨性支架破坏,面部出现塌陷、拉长和不对称等畸形;可有眼球内陷,运动障碍,眦距不等,鼻背塌陷等改变,严重时常有软组织的哆开或撕裂伤。

(三)咬合关系紊乱

全面部骨折最明显的改变是咬合错乱,患者常呈开𬌗、反𬌗、跨𬌗等状态,伴有张口受限等症状。

(四)功能障碍

患者常伴有复视甚至失明,眶下区、唇部的感觉障碍等。

二、诊断

全面部骨折在首诊时必须早期对伤情做出正确判断,应首先处理胸、腹、脑、四肢伤以及威胁生命的紧急情况,优先处理颅脑伤和重要脏器伤。昏迷的伤员要注意保持呼吸道通畅,严禁作颌间结扎固定,严密观察瞳孔、血压、脉搏和呼吸等生命体征的变化。及时处理出血,纠正休克,解除呼吸道梗阻。

全面部骨折的诊断通过详细的检查与辅助检查不难做出,但由于涉及诸多骨骼骨折,普通平片和 CT 常常容易漏诊,因此常选用更先进的三维 CT 重建,其优点是提供的信息更详细,骨折部位、数量、移位方向一目了然,结合平片可全面了解骨折的全貌。

三、治疗

此类骨折的专科手术应在伤员全身情况稳定、无手术禁忌证后进行。

(一)手术时机

应争取尽早行骨折复位固定,手术可在伤后 2~3 周进行。可一次手术或分期手术。如伤员伤情稳定,经过充分准备,可与神经外科、骨科联合手术,处理相关骨折。需要指出的是,由于伤情涉及多个专业,所以处理这类伤员时,既要分轻重缓急,又要相互协作,避免延误治疗,给后期手术带来困难。

(二)手术原则

恢复伤员正常的咬合关系;尽量恢复面部的高度、宽度、突度、弧度和对称性;恢复骨的连续性和面部诸骨的连接,重建骨缺损。

(三)骨折复位的顺序

全面部骨折后,常使骨折的复位失去了参照基础,因此复位的顺序和步骤显得非常重要,术前要有成熟的考虑,多采用自下而上或自上而下、由外向内复位的原则,具体要考虑上、下颌骨骨折段的数量、移位的程度、牙存在与否等因素决定。对于有牙颌伤员,复位首先考虑的问题是咬合关系的恢复,先做容易复位、容易恢复牙弓形态的部位,找到参照基础后,再以其他部位的咬合对已复位的咬合关系。

如上颌骨无矢状骨折,牙列完整,而下颌骨骨折错位严重,牙丢失多,可先复位上颌骨,然后用下颌对上颌,恢复正确的咬合关系,最后复位颧骨颧弓和鼻眶骨折。下颌骨因为骨质较厚,强度大,发生粉碎性骨折的概率较上颌骨少,容易达到较精确的复位与固定,形态恢复较容易,所以也可以先行下颌骨复位后再行上颌骨复位,当上、下颌骨的咬合关系重建后,以颌间固定维持咬合关系,接下来复位颧骨颧弓骨折,恢复面中部的高度、宽度及侧面突度的对称性,最后复位鼻-眶-筛骨折、眶底骨折和内眦韧带(图 6-1)。程序性复位固定在全面部骨折是很好的方法。但对无牙颌伤员则不适用,此时,可根据情况利用原来的义齿参照进行复位,或尽量进行比较接殆近关系的骨折复位。

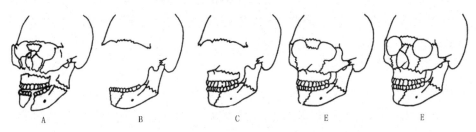

图 6-1 自下而上的全面部骨折复位

A.全面部骨折;B.复位下颌骨骨折;C.复位上颌骨骨折,复位
咬合关系;D.复位颧骨颧弓骨折;E.复位鼻眶筛骨折

(四) 手术入路

严重的全面部骨折的手术切口应综合设计, 如面部有软组织开放创口, 可利用创口作骨折的复位内固定。闭合性骨折时, 一般上面部和中面部骨折采用全冠状切口, 可加用睑缘下切口, 下颌骨根据骨折部位选择口外局部切口或口内切口。这样几乎可暴露全面部骨折线, 进行复位与固定。全面部骨折常需要植骨, 冠状切口可就近切取半层颅骨作为植骨材料, 用以修复眶底、上颌骨缺损, 可免除另开手术区的缺点。

第四节　上颌骨骨折

颜面部以口角、眼角连线分为三等份, 其中面中 1/3 为口角连线以上, 眼角连线以下的颜面部。而面中部骨折所指的部位, 范围略有扩展, 常包括眼角水平面稍上方的眶内壁、筛骨和眶外壁等整个眶部。

面中部骨骼的解剖结构和形态复杂。骨块多扁平不规则, 骨块间相互交错、嵌接, 且与口腔、鼻腔、眼眶、上颌窦、筛窦等多个窦腔相邻接。面中部骨折多为直接暴力所致, 常累及多个骨块和多个解剖部位。骨折线多不规则, 且多伴有邻近窦腔骨壁破坏, 给骨块的复位和固定造成了很大的困难, 骨折后常常有不同程度的错位愈合, 是颌面部骨折治疗中的一大难点。

传统的治疗方法多采用较为保守的方法, 进行颅颌牵引复位和颌间牵引复位、固定。比较注重咬合关系的恢复, 忽视了面骨的解剖形态的复位, 未能恢复面中部骨骼结构的完整性和较精确的位置, 常常给患者遗留一些形态和功能方面的后遗症, 如: 面部不对称畸形、复视等, 常需进行二期手术, 给患者造成了很大的痛苦。

近年来, 随着对颌面部解剖结构和功能的重新认识, 骨折移位造成的面部畸形问题受到了更多的重视。随着骨折治疗中新的手术术式、新材料的开发应用, 特别是冠状切口的应用, 可以较好地显露眶周、筛窦、颧弓、颧骨骨折块, 再辅以上颌前庭沟切口, 基本上能暴露面中部的所有结构, 为面中部多发性骨折的复位、固定, 提供了良好的手术视野, 为直视下进行骨折块的精细拼对, 创造了良好的条件, 使解剖复位成为可能。金属微型夹板坚固内固定技术的应用, 使复位后骨块的稳定性明显优于非坚固内固定,很少发生骨折块的再移位,保证了面部各骨块在正确的解剖位置上的愈合,大大减少了伤后的颌面部畸形和复视等后遗症。

随着内固定材料的研制开发和内固定装置的制作工艺水平的提高,以及内固定系统的不断改进和完善,坚强内固定在颌面部骨折治疗中应用越来越广泛,使传统的骨折治疗方法发生了根本的转变。切开复位,微型夹板坚强内固定,使面骨的框架得以精确的重建,在恢复面部外表上较传统的方法有着无可比拟的优越性。

一、面中部骨骼的解剖生理特点

面中部骨骼由上颌骨、颧骨、鼻骨、筛骨、泪骨、蝶骨、腭骨、腭骨、犁骨等诸骨构成。形态及边界均不规则,相互嵌合,大量的骨缝成为抵抗外力的薄弱环节,为面中部骨折的好发部位。

面中部的骨性支架主要由上颌骨、颧骨和鼻骨组成。上颌骨居中,左右各一,是构成面中1/3骨架的核心;颧骨、颧弓是面部较为突出的部位,在形成和维持面部外形轮廓上起着重要作用;鼻骨塌陷也会引起容貌的明显改变。上颌骨眶突与颧骨眶突以眶下管为界,大约各占眶底的1/2,颧骨眶突除构成眶底外1/2,还构成眶外侧壁下1/2。如果上颌骨和颧骨骨折后移位,可能造成眶内眼球的移位而出现不同程度的复视。

面中部骨骼在结构上相当薄弱。在上颌骨内还含有上颌窦,骨块大都菲薄,最薄部位可透光,约1 mm,见于上颌窦壁和眶底以及眶内外侧壁,是面中部骨骼的薄弱部位和骨折好发部位。

面中部骨骼在结构上的稳定性主要依赖骨皮质的局部增厚,构成拱形支柱式结构,或称为"支撑柱"(supporting pillars and buttresses),包括垂直向和水平向支柱。垂直向支撑柱由鼻额柱、颧颌柱(起自眶外缘,向下止于颧上颌隆凸、颧牙槽嵴)、翼颌柱构成,在面中部的前内部、侧部和后内部,将面中部与颅底相连,以维持纵向结构的稳定。水平向支柱则由眶上缘、眶下缘、颧弓组成。这些呈弓形的支柱结构可以抵抗一定的外力而避免骨折。这些支柱以及面中部诸多的窦腔和骨缝在面中部遭受轻度暴力时,可使外力得以分散消失,对外力有一定的缓冲作用,对面部以及相邻的颅脑等重要结构起到了保护作用。但当遭遇较大暴力时,各骨缝和窦腔成为薄弱区,常造成面中部多发性骨折。支撑柱骨折后,上颌骨、颧骨失去了支撑,可能出现垂直向和前后向的移位。导致面部轮廓改变、面形对称性改变、面中部增宽等。面中部骨折的治疗关键,是对这些支柱结构的恢复和重建,尽可能进行准确的解剖复位。由于大部分面中部骨骼菲薄,面中部骨折复位后微型夹板的内固定必须固定在这些支柱部位,方能有足够的固位力,保证和维持骨块的稳定性。

二、面中部骨折的特点

(一)常见多发性骨折

面中部骨骼众多,各骨块之间相互交错,嵌接点多,如位于面中部中心位置的上颌骨,有一体四突,其中额突、颧突、腭突,分别与额骨、颧骨、鼻骨、梨骨、筛骨、泪骨、蝶骨和腭骨相连。颧骨也有四个突起,其上颌突、眶突、额突、颞突分别与上颌骨、蝶骨大翼、额骨和颞骨颧突相接。当面中部受到较大暴力时,暴力沿这些突起传递到邻近骨骼,引起相连诸骨同时骨折。

(二)常伴颅脑损伤

面中部骨骼与颅骨及颅脑紧邻,外力易传导到相邻的颅底,引起颅底骨折,脑膜破裂,出现脑脊液鼻漏和脑脊液耳漏,甚至更严重的脑组织损伤。严重的颅脑损伤可引起伤者意识障碍,呼吸中枢和心血管中枢损伤后可出现呼吸、循环功能障碍,生命体征不平稳。不能耐受伤后治疗中必需的麻醉和手术操作,是面中部骨折后迟迟不能复位和固定的最主要原因。

近年来,随着颅脑外科的迅速发展,颌面外科医师对颅脑伤知识的进一步了解,麻醉技术和监护手段的不断更新,伴发颅内损伤的面中部骨折伤员,伤后早期行骨折复位固定的禁忌逐渐开放。有的学者认为:如果颅内压维持在 3.3 kPa（25 mmHg）以内,颅脑伤员仍能耐受较长时间的麻醉并不增加并发症。合并较严重颅脑伤的患者,面中部骨折的治疗常可以和开颅探查同时进行,这样既可以赢得治疗时机又可避免患者再次手术的痛苦和风险。

(三)对骨折线及骨块移位程度的评判较困难

由于面中部骨骼结构复杂,形态不规则,腔窦多,且有颅底、颈椎等重叠,X 线各结构重叠多,使传统的 X 线摄片对面中部骨折的诊断,特别是在骨折线走行方向、骨折片的移位情况的诊断上,受到了很大的限制。要明确诊断还必须结合临床检查和具备相当的临床经验。近年来,三维 CT 的出现,为骨折诊断提供了有效的手段。三维 CT 是将所摄平面,经计算机处理,可将任意部位形成三维立体图像。避免了各骨骼结构之间的重叠,也能清晰显示各结构、骨折片之间的空间位置关系。三维 CT 不但对骨折类型的判定,而且对骨三维结构的改变,以及骨缺损部位和量的评估均极有帮助。在有三维 CT 的医院,面中部骨折的诊断应首选三维 CT。清晰的立体图像不但能使诊断准确性大大提高,而且,它对制订手术方案及疗效评价均极有帮助,是传统的颌面部骨折诊断的一个飞跃。

(四)血运丰富,骨折愈合较快

面中部诸骨血供丰富,组织愈合快。一般情况下 3 周左右即形成纤维愈合。如不及早复位,很快会发生错位愈合,容易延误最佳治疗时机。因此,对于面中部骨折,在全身状况许可的情况下,应尽早地予以精确的复位和固定。对全身状况不稳定,伴有颅脑损伤或其他严重合并伤的患者,应尽可能抓紧时间,创造条件,使全身状况早日改善,尽可能在伤后 1~2 周使伤员过渡到稳定期,能耐受麻醉和手术操作,在纤维愈合前进行骨折的复位和固定。

三、上颌骨骨折的类型

法国学者 Le Fort 根据上颌骨骨骼结构与邻近骨的联合,及其对生物力学的反应,认为上颌骨存在的几条薄弱线,是上颌骨遭受外力后容易骨折的部位。根据这几条常见的骨折线,将骨折线分为Ⅰ、Ⅱ、Ⅲ型骨折,是目前上颌骨骨折最常采用的分类法。

(一)Le FortⅠ型骨折

又称上颌骨低位骨折或水平骨折。骨折沿上颌骨下薄弱线,在梨状孔平面,水平向后,沿上颌牙槽突与上颌窦交界处,在牙根的上方,延伸至上颌翼突,造成牙槽突、腭骨、上颌结节以下的整块骨折。骨折块仅借助口腔、鼻腔及上颌窦的粘骨膜与周围骨相连,摇动上颌牙,整个牙弓及骨折块随之移动。

(二)Le FortⅡ型骨折

又称上颌骨中位骨折或椎形骨折。骨折沿上颌骨中薄弱线,从鼻额缝横过鼻梁、泪管、眶底至颧颌缝,沿颧颌缝斜向下外,达颧牙槽嵴,再沿上颌骨侧壁折向后,到达翼腭窝。

(三)Le FortⅢ型骨折

又称上颌骨高位骨折。骨折沿上薄弱线,从鼻额缝,水平向后,沿眶内侧壁、额骨与筛骨之间的骨缝,眶外壁的颧额缝,向内后沿眶下裂达翼腭窝顶部、翼突根部。造成面中 1/3 与颅底完全分离(又称颅面分离)。分离的骨块包括内上方的鼻骨,外上方的颧骨与上颌骨连成一整体,仅靠软组织悬吊与颅底相连,面中部骨骼有很大的活动度。

上述骨折线和骨折类型是上颌骨遭受外力后较常见的几种典型骨折。它们可以是单侧上颌骨骨折,也可能是双侧同时骨折,两侧的骨折线可能不完全对称,在走行上略有差别,甚至可能是两侧分别为不同类型的骨折,或同时伴有几种类型的骨折。

总之,上颌骨的骨折类型比较复杂,不同大小、方向的暴力,作用于不同的部位,都会出现不同类型的骨折。事实上,除了上述的三种典型骨折外,上颌骨骨折常与相邻骨骼同时受累,形成面中部甚至面下1/3在内的多发性复合骨折,粉碎型骨折也很常见。有人建议对这种常见的复合性骨折进行分类和命名。在Le Fort 分型的基础上,根据伴随的其他骨折进行亚型的命名。即使如此,仍然不能概括所有的骨折类型。应根据实际的伤情,具体分析。

四、临床表现特点

上颌骨骨折除了有一般损伤的特点外,还可能因骨折段移位出现咬合紊乱、面中部塌陷、面中部变长。周围骨骼和软组织损伤,出现口、鼻腔出血,脑脊液漏、眶周淤血、复视、嗅觉障碍、眶下神经麻木等。

(一)骨折段移位、面中部凹陷畸形和长面畸形

上颌骨上附丽的肌肉少,骨折后骨段的移位受附丽肌牵拉的作用较弱,主要受创伤时暴力的大小、方向以及骨折线走向重力的影响。

由于上颌骨骨折时遭受的暴力多来自面前方和侧向,向后、向内击打所致,上颌骨骨折沿作用力的方向向后、内移位,造成面中部凹陷畸形;同时,骨折段在自身重力的作用下下垂,使面中1/3变长,造成长面畸形;附着于上颌骨后方,翼内、外板的翼内肌、翼外肌的牵拉也使上颌骨折段向下、向后移位,加重了面部畸形和咬合紊乱。如上颌骨仅为裂纹骨折,则不发生移位。由于上颌骨附丽肌肉大多力量薄弱,在骨折早期容易手法复位,应抓紧时机,进行复位和固定。

(二)咬合关系错乱

上颌牙随上颌骨折段的向下、向后移位,而导致患侧后牙早接触,前牙开𬌗。如果上颌骨受前方外力打击而向后移位,则会出现前牙反𬌗。

(三)眶周淤血

上颌骨 Le Fort Ⅱ、Ⅲ型骨折常伴眶壁骨折。眶部组织疏松,血供丰富,外伤后组织内易出血,淤积于眶周区域而呈靛青色或紫红色,好似眼镜框,故形象称此体征为"眼镜征",是上颌骨中、高位骨折后较早出现的、也较常见的体征,并可伴随一系列症状,如:眼睑及结膜下出血,眼球突起或内陷、复视等。眶周眼镜征提示眶壁可能有骨折,在进行诊断和治疗时应引起注意,切勿漏诊,耽误治疗时机。

(四)脑脊液鼻漏、耳漏

上颌骨严重骨折时,常波及相邻的颅底,引起颅底骨折和硬脑膜破裂,脑脊液外漏。当颅前凹骨折,骨折线经过筛窦、额窦,可伴硬脑膜撕裂,出现脑脊液鼻漏。表现为鼻腔内持续有清淡的血水流出;当颅中凹骨折合并耳岩部损伤时,脑脊液常经外耳道流出。如检查中发现外耳道湿润,应警惕脑脊液耳漏。

(五)眶下神经麻木

眶下神经麻木见于 Le Fort II 型骨折。骨折线经过眶下管,骨折片压迫经过眶内管的神经干,也见于上颌窦前壁骨折,骨折片压迫眶下神经,出现眶下区皮肤感觉消失。骨折片复位后,感觉多能自行恢复。

五、上颌骨骨折的诊断

上颌骨骨折后的检查与诊断方法与其他颌面部骨折有许多相同之处。首先,应问明受伤史,特别是暴力作用部位和方向。其次,应作详细的临床检查:口腔内的咬合关系,骨折段动度、移位情况以及眼、鼻、耳的相关情况,作出初步诊断。再结合 X 线、CT 片进行骨折线走行、骨折段移位的判断,一般可以明确诊断。但因面中部骨骼众多,上颌骨骨折时多伴其他骨骼损伤,故对多发性复合性骨折,漏诊某一部位的骨折,也较常见,应加以注意。

六、上颌骨骨折的治疗

上颌骨骨折的治疗,与其他颌面部骨折的治疗原则基本相同。应行早期的复位固定,越早越好。但上颌骨骨折大都伴有不同程度的颅脑损伤,伤情较重。在伤后早期,生命体征尚未稳定时,要有全局观念,局部处理应服从全局的稳定。在优先保证生命体征稳定的前提下,在伤员能耐受麻醉和手术时,尽早处理上颌骨骨折。

(一)维持生命体征的平稳

对任何一处的局部创伤的早期处理,均要有全局观念。首先检查和处理全身重要器官的损伤,保障伤员的生命安全。

单纯的颌面部损伤,不会引起伤员的死亡。但只注重颌面部损伤的处理,忽略了全身性合并伤的抢救,特别是颅脑、胸、腹部、脊柱、大血管等器官的损伤,继发呼吸、循环衰竭而死亡的教训时有发生,应引以为戒。上颌骨严重骨折,大多伴发颅脑损伤,对颅脑损伤伤情的判断和及时处理,应作为上颌骨骨折治疗的常规和重要内容之一。

意识障碍是颅脑损伤程度最重要的指标。一般的颌面部损伤中,大多数昏迷时间短暂,仅为轻型颅脑损伤;昏迷超过 1 小时者,多为中、重型颅脑损伤。

单纯性上颌骨折引起呼吸困难者较少见,程度也轻;但如果是双侧上颌骨 Le Fort Ⅲ 型骨折造成颅面分离,上颌骨向下后移位,软腭随之下移,压迫舌根会厌,则可能出现较明显的上呼吸道梗阻;如有上、下颌骨联合骨折,则呼吸道梗阻更易出现,应在整个抢救过程中警惕窒息的发生,随时保持呼吸道通畅。

单纯的颌面部骨折,引起创伤性休克少见。但如果失血较多,有效血容量不足,可引起失血性休克。脑干受伤,心血管中枢功能不稳定也可能出现血液循环衰竭。

在上述几项指标均处于稳定状态后,方可进行局部处理。

(二)复位

复位是上颌骨骨折治疗中的重要内容和疗效好坏的关键之一。

1.复位的时机

在全身状况良好,生命体征基本稳定,伤员能耐受麻醉和手术的前提下,越早越好。伴软组织开裂的开放性骨折,可在清创缝合术中同时行骨折块的复位和内固定,可减少手术创伤。

2.复位的标准

形态和功能并重。既要恢复上颌牙与下颌牙之间的正常咬合关系,又要尽量做到解剖复位。在垂直向、前后向和水平向三维空间上恢复面中 1/3 的正常构架,恢复和重建面部外形。

3.复位的方法

复位的方法可分为手法复位、牵引复位和切开复位三大类。传统的方法是牵引复位,而切开复位以其准确的复位、良好的固定,应用越来越广。方法的选用依骨折的具体情况而定。优选的方法应达到简单,有效,稳定,安全,创伤最小。每种方法都各有其优缺点和适应证。

(1)手法复位:用手的力量,使骨折段回复到正常位置。由于上颌骨附丽的肌肉力量薄弱,单纯的上颌骨骨折多数用手即可复位。尤其在骨折初期,骨折尚未发生纤维愈合时。手法复位方法简便、快捷,对软、硬组织损伤小,在局麻下甚至不用麻醉即可完成。缺点是手法复位力量有限,骨折时间较久,已有纤维连接者,常不易手法复位。对多发性骨折、粉碎性骨折,则不易使多数骨块同时复位,对此手法复位效果差。

(2)牵引复位:多用于手法不能完全复位者,或复位时机延误,骨折已呈部分纤维愈合,不能手法复位者。面中部骨骼血供丰富,骨愈合快,在两周左右已纤维愈合,可利用橡皮筋强大而持续的牵引力,使骨折段复位。根据牵引时的支撑位置可分以下几类。①颅颌牵引:先在头部制作石膏帽,并将牵引支撑杆固定在石膏帽上,金属支撑杆在面部前方的位置依牵引方向而定。在骨折的上颌牙上行单颌牙弓夹板固定,用弹性橡皮筋将上牙弓夹板与支撑杆连接,将移向内、后的上颌骨复位。②颌间牵引:在上、下颌牙列上固定带挂钩的牙弓夹板,将橡皮圈分别套在上、下颌弓杠的挂钩上。橡皮圈的方向依复位方向而定,使上颌骨复位到正常的咬合位置上。该法适用于部分或单侧上颌骨骨折。移位后的上下牙呈反殆者,由于上颌牙与下牙之间有一定的超殆关系,颌间牵引需与颅颌牵引配合,方能使上颌牙复位到正常超殆位置;颅颌牵引使上颌骨大致复位后,精确的复位调整也需要配合颌间牵引,使上颌牙精确复位到正常的咬合关系位,二者常配合使用。

(3)切开复位:手法复位和牵引复位比较适用于上颌骨单纯性骨折。对一分为二的上颌骨下份骨折段,可以用手或弓杠夹板复位。但上颌骨骨折,有相当多的是多骨折线的多发性骨折,或粉碎性骨折。累及面中1/3的多个骨骼,如颧骨、颧弓、眶周及鼻骨、筛骨,这些受累骨骼远离口腔,错位后不能通过移动上颌牙齿来移动错位的骨折段。必须切开软组织,暴露骨骼,使骨折段直接显露,并在直视下对骨折片一块一块地拼对,并立即进行微夹板固定,使之达到精确的解剖学复位,重塑面部原有外形,使面中1/3的骨折做到形态和功能的完全恢复。开放复位、微型夹板内固定技术的广泛应用,使面中部多发性骨折和粉碎性骨折的治疗效果,得到了长足的进步,使面中部多发性复合骨折的治疗取得了突破性进展。切开复位、微型夹板内固定治疗,是面中部复合骨折和粉碎性骨折的首选治疗方案。

(三)固定

1.非开放复位后的固定

(1)单颌牙弓夹板固定与颌间固定:手法复位和牵引复位后,均需进行骨折段固定。常用的固定方法为上颌牙单颌牙弓夹板固定或上、下颌之间的颌间固定。

单颌牙弓夹板固定仅适用无明显移位或手法易复位的单侧上颌骨或牙槽突骨折。在复位后,将骨折块上的牙与上颌其他部位牙用牙弓夹板连接成一整体,以限制骨块活动。

颌间固定指在上、下颌牙弓上分别放置牙弓夹板,在上颌骨折处断开夹板,利用下颌骨作支持点,对位牵拉,达到上颌骨的复位固定。

以上两种固定均需借助上、下颌骨上的牙作固位体,必须有较整齐而且牢固的牙列方能获得稳定的固位。如果患者为儿童,且处于乳牙期或乳恒牙交替期,乳牙牙冠短而圆,不易放置牙弓弓杠,换牙期的乳牙松动,不能获得稳定的固位;老年人牙列部分缺失者,余留牙数目少,弓杠放置不牢,牵拉力由少数牙承担,容易导致余牙牙周受损而松动;上颌外伤多系直接暴力,常伴牙齿损伤,牙折断、松动,甚至脱落,部分牙列缺失也较多见。牙周病患者多数牙松动,也不能承受颌间牵引。牙弓夹板固定,需要牙齿具有较好的条件。

颌间牵引固定还有一个最大的缺点就是伤者不能张口,不能进半流质或普食;不能进行正常的语言交流。在长达 4 周以上的固定期间,社会交际和日常生活均将受到很大的影响。另外,牙弓夹板固定后,口腔清洁困难,食物容易堆积在弓杠周围的间隙内,大多数患者常出现不同程度的牙龈炎症。

(2)颅颌固定:利用头颅部固定上颌骨。先在头部制作石膏帽,并在制作石膏帽时预置牵引、固位用的金属支架。在上颌骨复位后,再用直径 0.5 mm 左右的不锈钢丝连接支架与上颌牙弓夹板进行固定。钢丝的方向要能对抗上颌骨折段移位的倾向。有时,钢丝需穿过面颊部进行固定。

石膏帽的制作:用一弹性线套套于头部面上 1/3 处,并在额部及枕部骨隆突处加垫薄棉垫,将石膏绷带(成品或临时制作,在普通纱布绷带上均匀撒布薄层石膏后,松松卷起即可)置于水中。浸透后即水平缠绕头部。下缘平眉弓、耳根部及枕骨粗隆稍下方(如果在枕部骨突下方太多,则倒凹大,石膏帽凝固后很难从头部取下),上缘露出头顶。绷带缠绕 5 层左右,预置金属支架。支架的位置可根据牵引方向而定。支架基部应制作固位形,如矩形等,并有一定的曲度,使之与头部外形一致。继续缠绕石膏绷带,并在支架基部局部加厚加固,以防牵引时支架松动。在石膏凝固之前,将弹性线套的上、下部分翻转至石膏帽上,再缠绕一层石膏绷带,以固定线套,迅速修整上、下缘,使之圆润平滑。过低的下缘应适当调整,以免压迫眼球及耳郭。缠绕绷带时,注意不要过松或过紧,石膏帽的直径在凝固过程中,有一定程度收缩。太紧常致难以忍受的头痛,太松则固位差。将石膏绷带以自然状态展开、缠绕即可。石膏帽制作完毕后让其留在头部,凝固成形后方可取下,否则容易变形。24 小时后再加力牵引,固定。

(3)金属丝组织内悬吊固定:用 0.5 mm 直径的不锈钢丝将活动的上颌骨折段固定在上方的骨骼上。骨骼部位必须有足够的强度,通常选择面中部骨质增厚的支撑柱,作为钻孔、拴结的部位。如梨状孔边缘、眶下缘、眶外缘、额骨、颧突等部位。需在接近梨状孔的口腔前庭沟尖牙凹处或睑缘下皮肤皱褶处或眶外缘皮肤做一 1.5～2.0 cm 的小切口,暴露骨面并钻孔。不锈钢丝穿入骨孔后,再穿过面颊深部组织,最后与上颌牙弓夹板拴结,使下方的骨折段固定在上方骨骼上。该法仅适用于单一骨折线的上颌骨骨折,且能通过手法复位完全复位者。该固定方式固位力和稳定性有限。

(4)克氏针骨内固定:克氏针骨内固定适用于上颌骨骨折后无明显移位或易于复位者。将克氏针经皮肤钻入正常骨骼和已复位的骨折段,使二者通过克氏骨针串联成一个整体。有时,为防止骨折段的旋转或移位,可插入两根钢针。钢针插入经过的部位,必须有厚实的骨质,以保证固定的稳固性。钻入骨针时,要很熟悉骨骼的结构和解剖位置,以保证插入位置的准确性。特别是面中部骨骼大都薄而不规则,准确插入有相当的难度。对此,克氏针法现已少用。

2.开放复位后的内固定

手术进路:冠状切口加眼睑下切口或上颌前庭沟切口,骨膜下隧道贯通法。如果是面中 1/3 上份的骨折复位固定,如眶内、外缘、颧弓骨折,可单纯采用冠状切口;如果是面中部中、下份的骨折,如:上颌骨 Le Fort Ⅱ、Ⅲ 型骨折合并颧骨鼻骨骨折。可辅以眼睑下切口或口内前庭沟切口,将各切口分离达骨膜下,再由骨膜下将各切口贯通,从而获得广泛的暴露。如果是面中部开放性创口,可直接经创口进路,如果暴露不足,可辅助睑下切口或口内上颌前庭沟切口,而单纯的口内上颌前庭沟切口,即可完成上颌骨 Le Fort Ⅰ 型骨折,半侧牙槽突骨折,上颌正中分离骨折和部分 Le Fort Ⅱ 型骨折的复位和固定。总之,手术进路的确定应以暴露好、创伤小、操作方便、术后瘢痕隐蔽、不影响美观为原则。

固定部位:微型夹板应根据骨折的范围及外形选择与之相适应的夹板。螺钉常选用 5～9 mm 长度的短钉,应固定在面骨增厚的部位,而且要进行多点固定,以达到三维固定,方能获得良好的稳定性。微型夹板常置于面部支撑柱部位,如眶内、外、下缘,颧牙槽嵴、颧弓以及鼻底前嵴下,梨状孔两侧。

第五节 下颌骨骨折

下颌骨位于面下 1/3，位置突出，易于受伤，是颌面部损伤最常见的骨损伤。下颌骨各部位骨折发生的概率因各家学者的统计资料不同，有些差别。虽然各家的资料显示的比例不尽相同，但有一点是共同的，下颌骨骨折常为多发性骨折，特别是下颌颏部和下颌体部受到暴力打击时，常伴发对侧或双侧髁突颈骨折。该处骨折多由外力经下颌骨传导后间接损伤，伤处隐蔽，容易漏诊。

一、下颌骨骨折的特点

（1）下颌骨呈马蹄形，有一弯曲的水平部（下颌体部）和两侧的垂直部（升支部）两骨段之间的角度大，当下颌骨体部外侧受到打击，容易造成下颌体与下颌角同时骨折。

（2）马蹄形的下颌骨，也使其受力后容易产生过度的屈曲而折断。

（3）下颌髁突颈是下颌骨最薄弱的部位。髁状突位于颅底关节窝内，再加上髁突颈以上包裹于关节囊内，使髁突相对固定。当下颌颏部正中受到向后上方的外力打击，升支向后上方移位，而髁突因颅底阻挡位置相对恒定，造成髁突与升支之间的非同步移位而致髁颈折断。当下颌颏孔区或升支部遭受侧向暴力后，升支将沿侧向力方向水平移位而髁突受关节窝阻挡，不能随之移动而折断。

（4）下颌骨是颌面部唯一能活动的骨骼，当遭受外力后，容易沿外力方向移位，而髁突受关节窝限制移位小，一个较小的打击力也容易间接造成一侧甚至双侧髁突颈的骨折。髁突颈骨折是下颌骨骨折最常见的部位之一。

（5）髁突颈骨折多因间接暴力所致。有时，下颌骨遭受直接暴力打击的部位并未造成骨折，却因力的传导造成髁突骨折。

（6）下颌骨骨折时直接损伤与间接损伤并存，呈多发性骨折，容易漏诊。

（7）下颌骨正常位置的维持依赖于升颌肌群和降颌肌群的肌力平衡，而这种平衡，又依赖于下颌骨的完整性。一个完整的下颌骨，就像一根杠杆，升、降肌群作用于杠杆的不同部位而达到一个动态的平衡，使下颌骨能行使正常的开、闭口及侧方运动等功能。一旦杠杆折断，力的平衡破坏，骨折片移位将不可避免。

升颌肌群包括咬肌、翼内肌、颞肌,附着于下颌升支,收缩时使下颌骨上移。降颌肌群主要是:颏舌骨肌、下颌舌骨肌、二腹肌前腹,附丽于下颌体部,收缩时下降下颌。

(8)下颌骨体上的牙,在骨折后绝大多数均随骨折段移位而致程度不同的咬合紊乱,大多数错𬌗将严重影响伤者的咀嚼效率。部分伤者因后牙早接触,前牙开𬌗而不能闭口,因此语言、吞咽均受影响。

二、下颌骨骨折的临床表现

下颌骨骨折除有一般外伤骨折所具有的软组织肿胀,创口疼痛、出血,骨折段移位和功能障碍外,由于其解剖生理的特点,临床表现也有其特殊性。

(一)咬合错乱

咬合错乱是颌骨骨折最常见、最明显的症状,是判断有无骨折及骨折移位的重要依据,也是颌骨骨折治疗的主要内容之一。

咬合错乱是下颌骨骨折后,下颌体错位的结果。各部位骨折段的移位不同,随之引起的咬合错乱也不同。

(二)骨折段移位

下颌骨处于一种悬空状态,颌骨的位置受颌骨肌群的牵拉,处于一种动态平衡。骨折后,下颌骨的完整性遭受破坏,肌力平衡打破,必然导致下颌骨骨折段的移位。

如上所述,下颌骨骨折段的移位受以下几个因素的影响:①最主要是受肌肉收缩牵拉移位。骨折部位不同,附着的肌肉不同,移位的方向也不同。②骨折线的倾斜方向有时可阻挡骨段移位。③骨折段上牙的存在尤其是对颌牙有咬合者,可减少𬌗向移位。总之,各部位骨段移位有其规律性、相似性,同时又受其他诸因素的影响而有所不同。应结合临床检查和特殊检查,具体问题具体分析。

1.正中颏部骨折

颏部指之间的下颌骨体。此区有两个薄弱点:①正中联合是两侧下颌骨体在正中线上的结合部。②尖牙区因尖牙根长,致使该区骨质相对薄弱,容易在上述两个部位呈线性骨折。颏部是下颌骨的最前部,也是最突出部,极易受到撞击发生粉碎性骨折。

颏部骨折常见有:①单发的正中联合部线性骨折,由于骨折线两侧的肌肉牵引力对等,方向相反,常无明显移位。②颏部双线骨折,正中骨折段受颏舌肌的牵引向后下移位,舌随之后缩,但正中骨折段多呈梯形,舌侧窄,唇侧宽,后退受到一定限制。③颏部粉碎性骨折,舌后坠明显。加之粉碎性骨折创伤大,可能存在的口底血肿会加重舌及口底组织后缩,而且,两侧骨折段受下颌舌骨肌牵拉向中线移位,牙弓变窄,口底组织挤向后方,故此型骨折极易引起上呼吸道梗阻,呼吸困难,甚至窒息。

2.颏孔区骨折

颏孔多位于根尖下方,一般把之间的下颌骨体称为颏孔区。颏孔区骨折的移位情况,可代表尖牙区、前磨牙区和磨牙区下颌体骨折的移位情况。该部位骨折移位,除受肌肉牵拉外还与骨折线的倾斜度有关。下颌体部骨折线,多数是由下颌下缘斜向上、前,由舌侧骨皮质斜向前外。

短骨折段由升颌肌群的牵拉向上移位,并受附着于内斜线后份的下颌舌骨肌牵拉向内移位,并在升颌肌群等诸肌的合力下,发生轻度内旋;长骨折段则主要受降颌肌群的牵拉向下、后移位,健侧下颌舌骨肌还牵拉骨折段略偏向患侧,造成患侧后牙早接触。前牙开殆。水平向也有错殆、有明显的咬合错乱。但如果骨折线从舌侧斜向前外侧,则水平向移位不明显;骨折线由上后斜向下前,则垂直向移位不明显。双侧下颌体骨折,移位情况同双侧颏部骨折,多有明显舌后坠和呼吸困难。

3.下颌角部骨折

单纯的下颌角部骨折,骨折线多由角部斜向前上,如果骨折线在咬肌和翼内肌附着区内,则多不发生移位;当骨折线在咬肌前缘,则有明显移位。短骨折段受升颌肌群牵拉向上前,长骨折段被降颌肌群拉向下后,向前的升支与下颌体部分重叠,压迫下牙槽神经血管束,伤者多有下唇麻木的症状。

4.髁突骨折

髁突骨折以髁突颈部骨折多见。折断的髁突被翼外肌拉向前内,位于颞下区较深的部位;下颌升支受升颌肌群的牵拉向上,出现典型的咬合紊乱;单侧髁突颈骨折时,患侧后牙早接触,前牙及健侧后牙开殆;双侧髁突颈骨折时,则为:双侧后牙早接触,前牙开殆。由于髁颈骨折常伴下颌骨体部的骨折,移位情况则视具体伤情而定。

5.多发性骨折

下颌骨多发性骨折比较多见。骨折片的移位和咬合关系的改变,因骨折段的多少、部位不同而有较大的差别。对其移位判断,一般情况下是:有肌肉附丽的骨折段随肌肉牵引方向移位;无肌肉附丽的骨折段,则沿暴力方向移位。当然,还要考虑骨折线方向,骨折段上牙的情况。真实的移位情况,靠临床检查和三维 CT 等特殊检查,综合分析。

6.喙突骨折

喙突骨折后,一般不发生移位,但因颞肌肌腱挫伤,可导致颞肌痉挛,出现张口受限。如果喙突折断,因颞肌牵拉向上移位至颞凹,移位至颞肌筋膜间隙内,骨折片在数周后,可由纤维结缔组织包裹,不会妨碍功能,可不处理。如果骨折片大,且明显侧方移位,可影响张口功能。经口内下颌升支前缘切开,取出骨折片,或将骨折片复位,骨内固定。

(三)下颌骨活动异常

下颌运动是整体运动,骨折后,则出现分段活动,即所谓的假关节活动。断端两侧的下颌骨、牙弓动度不一致,发生相对运动。

(四)张口受限

多因下颌运动时骨折断端摩擦而剧痛,咀嚼肌运动失调和反射性痉挛、颞颌关节创伤等,使下颌活动受限,不能张口,影响语言、进食和吞咽。

(五)呼吸困难

见于下颌体粉碎性骨折和双侧下颌体骨折,舌体、口底后坠出现呼吸困难。

(六)下唇麻木

下颌骨内有下牙槽神经,骨折断端的移位、摩擦或重叠,均可能压迫、损伤神经,出现患侧下唇麻木。

三、咬合错乱及治疗

上、下颌牙在三维空间上的位置关系,是口颌系统在长期的咀嚼过程中形成和不断完善的结果。上、下颌骨固有的位置关系是正确的咬合关系的解剖学基础。下颌骨升颌肌群和降颌肌群在下颌骨静止状态和运动过程中受神经-肌肉系统的调节,协调作用,并在长期的功能活动中,将协调的肌张力记忆下来,使下颌骨处于正常的颌位,则是正确咬合关系的生物学基础。如果颌骨骨折出现移位,附着于颌骨上的牙齿必将随之移位,上、下颌牙的尖、窝对应关系将会出现颊舌水平向、前后向和垂直向的相对位移,出现早接触、开𬌗、反𬌗、锁𬌗和其他尖、窝位置关系紊乱,以及𬌗干扰和创伤𬌗,将严重影响咀嚼等一系列功能,创伤𬌗还会进行性加重牙周创伤,所以必须在骨折后采取措施,恢复正常咬合。

咬合错乱,是口腔颌面部骨折和牙脱位后最常见的症状,也是损伤治疗的主要内容,同时,也是伤后疗效的重要指标。口腔颌骨损伤后,如果出现单个牙的𬌗紊乱,多为牙脱位致单纯性的牙位改变;如果是相邻多个牙的𬌗紊乱,摇动一个牙,相邻牙同步运动,则可能是牙槽突骨折;如果一侧牙或全口牙咬合错乱,牙弓连续性中断,说明颌骨骨折并有错位。可以说,多数牙的咬合紊乱一定是颌骨骨折后错位的结果。

不同部位的骨折,因错位方向和程度不同,可出现不同的咬合紊乱。

不同程度的咬合紊乱,应采取不同的方法来纠正。损伤后立即出现的𬌗紊乱,多因牙、骨段的错位所致,牙、骨段的准确复位可以起到立竿见影的效果。颌间牵引复位和颌间固定可以保证伤后恢复良好的咬合关系。如果因为治疗上的偏差或治疗时机的延误,造成颌骨的错位愈合,轻度错位形成的轻度错𬌗,可通过调𬌗纠正错𬌗;如果再严重一点,则必须通过正畸方法,才能纠正错𬌗;如果下颌磨牙颊尖与上颌磨牙舌尖呈尖尖相对,甚至无咬合,则必须重新切断骨折处或行正颌外科手术,重建上、下颌骨的正常位置关系,方能重建正常的咬合关系。有时,需根据具体伤情,综合采用上述多种方法,方能获得完善的咬合。

调𬌗是矫正轻度咬合紊乱的主要手段,简便、易行,不增加患者的痛苦,易被患者接受。

第七章

口腔颌面部炎症

第一节 颌骨骨髓炎

一、病因

(一)牙源性感染

牙源性感染临床上最多见,约占这类骨髓炎的 90%,常见在机体抵抗力下降和细菌毒力强时由急性根尖周炎、牙周炎、智齿冠周炎等牙源性感染直接扩散引起。

(二)损伤性感染

因口腔颌面部皮肤和黏膜的损伤,与口内相通的开放性颌骨粉碎性骨折或火器伤伴异物存留均有利于细菌侵入颌骨内,引起颌骨损伤性颌骨骨髓炎。

(三)血源性感染

该类感染多见于儿童,感染经血扩散至颌骨发生的骨髓炎,一般有颌面部或全身其他部位的化脓性病变或败血症史,但有时也可无明显全身病灶史。

二、临床表现

临床上可将颌骨骨髓炎分为急性颌骨骨髓炎和慢性颌骨骨髓炎。下颌骨急性骨髓炎早期通常有下列 4 个特点:①深部剧烈疼痛;②间歇性高热;③颏神经分布区感觉异常或麻木;④有明显病因。

在开始阶段,牙齿不松动,肿胀也不明显,皮肤无瘘管形成,是真正的骨髓内的骨髓炎。积极的抗生素治疗在此阶段可防止炎症扩散至骨膜。化验检查仅有白细胞轻度增多,X 线检查基本为正常。由于此时很难取得标本培养及做药敏试验,可根据经验选择抗生素。

发病后 10～14 天,患区牙齿开始松动,叩痛,脓自龈沟向外排出或形成黏膜、皮肤瘘管排出。口腔常有臭味。颊部可有蜂窝织炎或有脓肿形成,颏神经分布区感觉异常。不一定有开口困难,但区域淋巴结有肿大及压痛,患者多有脱水现象。急性期如治疗效果欠佳,则转为慢性。临床可见瘘形成、软组织硬结、压痛。如起始即为慢性,则发病隐匿,仅有轻微疼痛,下颌稍肿大,渐有死骨形成,常无瘘管。

三、诊断

详细询问发病经过及治疗情况,注意与牙齿的关系,查明病原牙。有无积脓波动感,可疑时可作穿刺证实。脓液作细菌培养和抗生素敏感度测定。有无瘘管,用探针等器械探查有无死骨及死骨分离。X 线摄片,慢性期查明骨质破坏情况,有无死骨形成。

四、治疗

(一)急性颌骨骨髓炎的治疗

在炎症初期,应采取积极有效的治疗,控制感染的发展。如延误治疗,则常形成广泛的死骨,造成颌骨骨质缺损。治疗原则与一般急性炎症相同,但急性化脓性颌骨骨髓炎一般来势迅猛,病情重,并常有引起血行感染的可能。因此,在治疗过程中应首先注意药物治疗,同时应配合必要的外科手术治疗。

1.药物治疗

颌骨骨髓炎的急性期,尤其是中央性颌骨骨髓炎,应根据临床反应,细菌培养及药物敏感试验的结果,给予足量、有效的抗生素,以控制炎症的发展,同时注意全身必要的支持疗法。在急性炎症初期,物理疗法可有一定效果。

2.外科治疗

目的是达到引流排脓及去除病灶。急性中央性颌骨骨髓炎,一旦判定骨髓腔内有化脓性病灶时,应及早拔除病灶牙及相邻的松动牙,使脓液从拔牙窝内排出,既可以防止脓液向骨髓腔内扩散、加重病情,又能通过减压缓解剧烈的疼痛。如经拔牙未能达到引流目的,症状也不减轻时,则应考虑凿去部分骨外板,以达到敞开髓腔充分排脓,迅速解除疼痛的效果。如果颌骨内炎症自行穿破骨板,形成骨膜下脓肿或颌周间隙蜂窝织炎时,单纯拔牙引流已无效,此时可根据脓肿的部位从低位切开引流。

（二）慢性颌骨骨髓炎的治疗

颌骨骨髓炎进入慢性期有死骨形成时，必须手术去除死骨病灶后方能痊愈。慢性中央性颌骨骨髓炎，常常病变范围广泛并形成较大死骨块，可能一侧颌骨或全下颌骨均变成死骨。病灶清除应以摘除死骨为主，如死骨完全分离则手术较易进行。慢性边缘性颌骨骨髓炎，受累区骨质变软，仅有散在的浅表性死骨形成，故常用刮除方法去除。但感染侵入松质骨时，骨外板可呈腔洞状损害，有的呈单独病灶，有的呈数个病灶相互连通，病灶腔内充满着大量炎性肉芽组织，此时手术应以刮除病理性肉芽组织为主。

第二节　智齿冠周炎

一、病因

阻生智齿及智齿在萌出过程中，牙冠可部分或全部被龈瓣覆盖，龈瓣与牙冠之间形成较深的盲袋，食物及细菌极易嵌塞于盲袋内；加上冠部牙龈常因咀嚼食物而损伤，形成溃疡。当全身抵抗力下降、局部细菌毒性增强时可引起冠周炎的急性发作。

二、临床表现

（一）慢性冠周炎

慢性冠周炎因症状轻微，患者就诊数不多。盲袋中虽有食物残渣积存及细菌滋生，但引流通畅，若无全身因素、咬伤等影响，常不出现急性发作。在急性发作时，症状即与急性冠周炎相同。慢性者如反复发作，症状可逐渐加重，故应早期拔除阻生牙，以防止发生严重炎症及扩散。

（二）急性局限型冠周炎

阻生牙牙冠上覆盖的龈瓣红肿、压痛。挤压龈瓣时，常有食物残渣或脓性物溢出。龈瓣表面常可见到咬痕。反复发作者，龈瓣可有增生。

（三）急性扩展型冠周炎

局部症状同上，但更严重、明显。有颊部肿胀、开口困难及咽下疼痛。

Winter 认为,由于龈瓣中含有颊肌及咽上缩肌纤维,可导致开口困难及吞咽疼痛。Kay 认为开口困难的原因可能是:①因局部疼痛而不愿张口。②由于炎症致使咀嚼肌组织张力增大,上颌牙尖在咬合时直接刺激磨牙后区的颞肌腱,引起反射性痉挛而致。③由于炎症时组织水肿的机械阻力使张口受限。耿温琦认为,如果炎症向磨牙后区扩散,可侵犯颞肌腱或翼内肌前缘,引起开口困难。

阻生的下颌第三磨牙多位于升支的前内侧,在升支前下缘与牙之间形成一骨性颊沟,其前下方即为外斜嵴,有颊肌附着。炎症常可沿此向前下方扩散,形成前颊部肿胀(以第一、第二磨牙为中心)。扩散型冠周炎多有明显的全身症状,包括全身不适、畏寒、发热、头痛、食欲减退、便秘,还可有白细胞及体温升高。颌下及颈上淋巴结肿大、压痛。

三、诊断

多发生于青年人,尤其以 18~30 岁多见。有全身诱发因素或反复发作史,重者有发热、周身不适、血中白细胞计数增多。第三磨牙萌出不全,冠周软组织红、肿痛,盲袋溢脓或分泌物,具有不同程度的张口受限或吞咽困难,面颊部肿胀、患侧颌下淋巴结肿痛。慢性者可有龈瘘或面颊瘘,X 线检查见下颌骨外侧骨膜增厚,有牙周骨质的炎性阴影。下颌智齿冠周炎合并面颊瘘或下颌第一磨牙颊侧瘘时,易误诊为下颌第一磨牙的炎症。此外不可将下颌第二磨牙远中颈部龋引起的牙髓炎误诊为冠周炎。

四、治疗

对于慢性冠周炎,应及时拔除阻生牙,不可姑息迁延。因反复多次发作,多形成急性扩展型而带来更多痛苦。对急性冠周炎,应根据患者的身体情况、炎症情况、牙位情况、医师的经验,进行适当治疗。

(一)保守疗法

1.盲袋冲洗、涂药

可用 2% 的过氧化氢或温热生理盐水,并最好用一弯针头(可将尖部磨去,使之圆钝)深入至盲袋底部,彻底冲洗盲袋。仅在盲袋浅部冲洗则作用甚小。冲洗后用碘甘油或 50% 的三氯醋酸外涂,后二者有烧灼性,效果更好。涂药时用探针或弯镊导入盲袋底部。

2.温热液含漱

温热液含漱能改善局部血液循环,缓解肌肉痉挛,促使炎症消散,使患者感到舒适。用盐水或普通水均可,温度应稍高,每 1~2 小时含漱 1 次,每次含 4~

5分钟。含漱时头应稍向后仰并偏向患侧,使液体作用于患区。但在急性炎症扩散期时,不宜用热含漱。

3.抗生素

根据细菌学研究,细菌以绿色链球菌(甲型溶血性链球菌)为主,此菌对青霉素高度敏感,但使用24小时后即可能产生抗药性。故使用青霉素时,初次剂量应较大。由于厌氧菌在感染中亦起重要作用,故在严重感染时,应考虑使用克林霉素(亦称氯洁霉素)。亦可考虑青霉素类药物与硝基咪唑类药物(甲硝唑或替硝唑)同时应用。

4.中药、针刺治疗

可根据辨证施治原则用药。亦可用成药如牛黄解毒丸之类。面颊部有炎性浸润但未形成脓肿时,可外敷如意金黄散,有安抚、止痛、消炎作用。针刺合谷、下关、颊车等穴位有助于止痛、消炎和开口。

5.支持疗法

因常有上呼吸道感染、疲劳、失眠、精神抑郁等诱因,故应重视全身支持疗法,如适当休息、注意饮食、增加营养等。应注意口腔卫生。应视情况给予镇痛剂、镇静剂等。

(二)盲袋切开

如阻生牙牙冠已大部露出,则不需切开盲袋,只做彻底冲洗上药即可,因此种盲袋,多有通畅引流,保守疗法即可治愈冠周炎症。

如盲袋引流不畅,则必须切开盲袋。在牙冠露出不多或完全未露出、盲袋紧裹牙冠、疼痛严重或有跳痛者,盲袋多引流不畅,切开盲袋再彻底冲洗上药,能迅速消炎止痛并有利于防止炎症扩散。

切开盲袋时应充分麻醉。可将麻药缓慢注入磨牙后三角区深部及颊舌侧黏膜下。用尖刀片(11号刀片)从近中颊侧起,刀刃向上、向后,将盲袋挑开。同时应将盲袋底部的残余牙囊组织切开,使盲袋彻底松弛、减压。但勿剥离冠周的黏骨膜,以免引起颊部肿胀。然后用前法彻底冲洗盲袋后上药。

(三)拔牙

若临床及X线检查,发现为下颌第三磨牙阻生,不能正常萌出,应及早拔除阻生牙,可预防冠周炎发生。如已发生冠周炎,何时拔除阻生牙,意见不一,特别是在急性期时。不少学者主张应待急性期消退后再拔牙,认为急性期拔牙有引起炎症扩散的可能。

近年来,主张在急性期拔牙者颇多,认为此法可迅速消炎、止痛,如适应证选择得当,拔牙可顺利进行,效果良好,不会使炎症扩散。如冠周炎为急性局限型,根据临床及 X 线检查判断,阻生牙可用简单方法顺利拔除时,应为拔牙的适应证。如为急性扩散型冠周炎,或判断拔除困难(需翻瓣、去骨等),或患者全身情况差,或医者本身的经验不足,则应待急性期后拔牙。

急性期拔牙时,若患者开口困难,可采用高位翼下颌阻滞麻醉,同时在磨牙后稍上方用局麻药行颞肌肌腱处封闭,并在翼内肌前缘处封闭,可增加开口度。拔牙时如有断根,可不必取出,留待急性期过后再取除。很小的断根可不必挖取。总之,创伤越小越好。急性期拔牙时,应在术前、后应用抗生素,术后严密观察。

(四)龈瓣切除

若牙位正常,与对颌牙可形成正常𬌗关系,𬌗面仅为龈瓣覆盖,则可行龈瓣切除。龈瓣切除后,应暴露牙的远中面。但阻生牙因萌出间隙不足,很难露出冠部的远中面,故龈瓣切除术的适应证很少。最好用圈形电灼器切除,此法简便,易操作,出血少,且同时封闭了血管及淋巴管,有利于防止炎症扩散。用刀切除时,宜用小圆刀片,尽量切除远中及颊舌侧,将牙冠全部暴露。远中部可缝合1~2针。

(五)拔除上颌第三磨牙

如下颌阻生牙龈瓣对颌牙有创伤(多可见到牙咬痕),同时上颌第三磨牙也无保留价值(或有错位,或已下垂等),应在治疗冠周炎时同时拔除。但如上颌第三磨牙有保留价值,可调𬌗,使之与下颌阻生牙覆盖之龈瓣脱离接触。

第三节　口腔颌面部间隙感染

口腔颌面部间隙感染是口腔、颌骨周围、颜面及颈上部肌肉,筋膜、皮下组织中的弥散性急性化脓性炎症,也称为蜂窝织炎。如感染局限称为脓肿。其中有眶下、颊、嚼肌、翼颌、咽旁、颞下、颞、颌下、口底等间隙感染。临床表现主要为发热、食欲缺乏、局部红、肿、热、痛及张口受限或吞咽困难、白细胞增高,可引起脑、肺部等并发症。本病成年人发病率较高,主要为急性炎症表现,感染主要来自牙源性,少数为腺源性或血源性。口底蜂窝织炎是口腔颌面部最严重的感染,未及时接受治疗可发生败血症、中毒性休克或窒息等严重并发症,因此,早期诊断、早期治疗是关键。

一、眶下间隙感染

(一)病因

眶下间隙位于眼眶下方上颌骨前壁与面部表情肌之间。其上界为眶下缘,下界为上颌骨牙槽突,内界为鼻侧缘,外界为颧界。间隙中有从眶下也穿出之眶下神经、血管以及眶下淋巴结。此外尚有走行于肌间的内眦动脉、面前静脉及其与眼静脉、眶下静脉、面深静脉的交通支。眶下间隙感染多来自颌尖牙及第一双尖牙或上颌切牙的根尖化脓性炎症或牙槽脓肿;此外,上颌骨前壁骨髓炎、眶下区皮肤、鼻背及上唇的感染(如疖、痈)也可通过直接播散、静脉交通或淋巴引流致该间隙感染。

(二)临床表现

该间隙蜂窝织炎主要表现为眶下区,以尖牙窝为中心的红肿,可伴眼睑肿胀,睑裂变窄。眶下神经受累常伴有疼痛。从口腔前庭侧检查可见相当于尖牙及第一双尖牙前庭沟肿胀变平,从前庭沟向尖牙窝方向抽吸,可抽得脓液。有时可在眶下区直接扪及波动。向侧方可向颊间隙播散,引起颊部肿胀,向上播散可引起眶周蜂窝织炎,如引发内眦静脉、眶静脉血栓性静脉炎时,可造成海绵窦血栓性静脉炎。

(三)诊断

有剧烈疼痛,患侧眶下面部肿胀,鼻唇沟消失。下眼睑及上唇水肿。病牙松动,有叩痛。尖牙及前磨牙前庭沟肿胀,脓肿形成时有波动感。

(四)治疗

脓肿形成后应及时作切开引流,一般在尖牙、第一双尖牙相对应的前庭沟底肿胀中心做与上牙槽突平行的切口,深度应切破尖牙窝骨膜。用盐水冲洗,必要时放置橡皮引流条。橡皮引流条应与尖牙或第一双尖牙栓结固定,以免落入尖牙窝底部。如脓肿主要位于皮下且局限时,也可在下睑下方眶下缘沿皮纹作切口。但一般原则是尽可能采用口内切开引流的方式。急性炎症减轻后应及时治疗病灶牙。

二、颊间隙感染

(一)病因

颊间隙有广义狭义之分。广义的颊间隙系指位于颊部皮肤与颊黏膜之间的间隙。其上界为颧骨下缘;下界为下颌骨下缘;前界从颧骨下缘,经口角至下颌骨下缘的连线;后界浅面相当于嚼肌前缘;深面为颊肌及翼下颌韧带等结构。间隙内除含蜂窝组织、脂肪组织(颊脂垫)外,尚有面神经、颊长神经、颌外动脉、面前静脉通过,以及颊淋巴结、颌上淋巴结等位于其中。狭义的颊间隙系指嚼肌与颊肌之间存在的一个狭小筋膜间隙,颊脂垫正位于其中,此间隙亦称为咬颊间隙。颊间隙借血管、脂肪结缔组织与颞下间隙、颞间隙、嚼肌间隙、翼颌间隙、眶下间隙相通。颊间隙感染可来源于上下颌后牙的根尖感染或牙周感染,尤其是下颌第三磨牙冠周炎可直接波及此间隙,也可从邻近间隙播散而来,其次为颊及上颌淋巴结引起的腺源性感染,颊部皮肤黏膜的创伤、局部炎症也可引起该间隙感染。

(二)临床表现

面部前部肿胀、疼痛,如肿胀中心区接近皮肤或黏膜侧,可引起相应区域皮肤或黏膜的明显肿胀,引起张口受限。脓肿可扪及波动感。该间隙感染易向眶下间隙、颞下间隙、翼颌间隙及嚼肌间隙扩散,也可波及颌下间隙。

(三)诊断

有急性化脓性智齿冠周炎或上下颌磨牙急性根尖周炎史。当脓肿发生在颊黏膜与颊肌之间时,下颌或上颌磨牙区前庭沟红肿,前庭沟变浅呈隆起状,触之剧痛,有波动感,穿刺易抽出脓液,面颊皮肤红肿相对较轻。脓肿发生在皮肤与颊肌之间,特别是颊指垫全面受到炎症累及时,面颊皮肤红肿严重、皮肤肿胀发亮,炎性水肿扩散到颊间隙解剖周界以外,但是红肿压痛中心仍颊肌位置。局部穿刺可抽出脓液。患者发热及白细胞计数增高。

(四)治疗

脓肿接近口腔黏膜时,宜在咬合线下方前庭沟上方作平行于咬合线的切口。如脓肿接近皮肤,较局限时可直接从脓肿下方沿皮纹切开,较广泛时应从颌下1.5 cm处做平行于下颌骨下缘的切口,将止血钳从颌骨下缘外侧伸入颊部脓腔。引流条放置时宜加固定,以免落入脓腔中。

三、颞间隙感染

(一)病因

颞间隙位于颧弓上方的颞区。借脂肪结缔组织与颞下间隙、翼下颌间隙、嚼肌间隙和颊间隙相通。主要为牙源性感染,由上颌后磨牙根尖周感染引起。其次可由嚼肌间隙、翼下颌间隙、颞下间隙、颊间隙感染扩散而来直接播散。尚可继发于化脓性中耳炎、颞骨乳突炎,还可由颞部皮肤感染直接引起。该间隙感染可通过板障血管、直接破坏颞骨或通过颞下间隙的颅底诸孔、翼腭窝侵及颅内。患者出现硬脑膜激惹、颅内压升高的症状,如呕吐、昏迷、惊厥。

(二)临床表现

颞间隙临床表现取决于是单纯颞间隙感染还是伴有相邻多间隙感染,因此肿胀范围可仅局限于颞部或同时有腮腺嚼肌区、颊部、眶部、颧部等区广泛肿胀。病变区表现有凹陷性水肿,压痛、咀嚼痛和不同程度的张口受限。颞浅间隙脓肿可触到波动感,颞深间隙则需借助穿刺抽出脓液方能明确。由于颞筋膜坚韧厚实,颞肌强大,疼痛十分剧烈,可伴头痛,张口严重受限。深部脓肿难以自行穿破,脓液长期积存于颞骨表面,可引起骨髓炎。颞骨鱼鳞部骨壁薄,内外骨板间板障少,感染可直接从骨缝或通过进入脑膜的血管蔓延,导管脑膜炎、脑脓肿等并发症。感染可向颞下间隙、翼颌间隙、颊间隙、嚼肌间隙等扩散,伴多间隙感染时,则有相应间隙的症状和体征,并有严重的全身症状。

(三)诊断

有上颌第三磨牙冠周炎、根尖周炎史,上牙槽后神经阻滞麻醉、卵圆孔麻醉、颞下-三叉-交感神经封闭史。颞部或同时有腮腺嚼肌区有凹陷性水肿,压痛、咀嚼痛和不同程度的张口受限,疼痛十分剧烈。

(四)治疗

脓肿形成时,应根据脓肿大小及范围确定切口。颞浅间隙的脓肿可在颞肌表面做放射状切口,切口方向与颞肌纤维方向一致。勿在切开引流过程中横断颞肌,以免引起出血、感染播散。颞深间隙脓肿时,可沿颞肌附着线做弧形切口,从骨膜上翻开肌瓣彻底引流脓腔。颞间隙伴颞下间隙、翼颌间隙感染时可另在升支喙突内侧,上颌前庭沟后作切口,或经颌下做切口,使引流管一端经口内(或颌下)引出,另一端经口外引出建立贯通引流,加快创口愈合。颞间隙感染经久不愈者,应考虑是否发生颞骨骨髓炎,可通过 X 线照片或经伤口探查证实,如有骨质破坏吸收的影像或是骨膜粗糙不平,尽早做颌骨刮治术。

四、颞下间隙感染

(一)病因

颞下间隙位于颞骨下方。前界为上颌结节及上颌颧突后面;后界为茎突及茎突诸肌;内界为蝶骨翼突外板的外侧面;外界为下颌支上份及颧弓;上界为蝶内大翼的颞下面和颞下嵴;下界是翼外肌下缘平面,并与翼下颌间隙分界。该间隙中的脂肪组织、颌内动静脉、翼静脉丛、三叉神经上下颌支的分支分别与颞、翼下颌、咽旁、颊、翼腭等间隙相通;还可借眶下裂、卵圆孔和棘孔分别与眶内、颅内相通。上颌后磨牙根尖周感染,特别是上颌第三磨牙冠周炎可直接引起颞下间隙的感染。也可从相邻的颞间隙、翼颌间隙、嚼肌下间隙染及颊间隙感染引起。深部注射麻醉药液如上牙槽后神经麻醉,圆孔、卵圆孔阻滞麻醉,颞下封闭,如消毒不严密有可能造成该间隙感染。

(二)临床表现

首发症状是面深部疼痛及张口受限,张口型向患侧偏斜。颧骨颧突后方,颧弓上方肿胀压痛,口内检查在颧牙槽嵴后方的前庭沟部分可扪及肿胀膨隆,可从此或乙状切迹垂直穿刺抽出脓液。由于本间隙与颞间隙、翼下颌间隙并无解剖结构分隔,往往同时伴有颞间隙及翼下颌间隙感染的症状和体征。颞下间隙感染时,除直接波及颞间隙及翼颌间隙,内上可波及眼眶及翼腭窝,通过颅底孔道、翼静脉丛与颅内血管交通,引起颅内感染。向外可波及嚼肌下间隙,向前下可波及颊间隙引起感染。

(三)诊断

有上颌第三磨牙冠周炎、根尖周炎史,上牙槽后神经阻滞麻醉、卵圆孔麻醉、颞下-三叉-交感神经封闭史也不可忽视。颞下间隙感染早期症状常不明显;脓肿形成后也不易查出波动感。为早诊断,应用穿刺和超声检查帮助诊断。

(四)治疗

应积极应用大剂量抗生素治疗。若症状缓解不明显,经口内(上颌结节外侧)或口外(颧弓与乙状切迹之间)途径穿刺有脓时,应及时切开引流。切开引流途径可由口内或口外进行。口内在上颌结节外侧口前庭黏膜转折处切开,以血管钳沿下颌升支喙突内侧向后上分离至脓腔。口外切开多用沿下颌角下作弧形切口,切断颈阔肌后,通过下颌升支后缘与翼内骨之间进入脓腔。

五、嚼肌间隙感染

(一)病因

嚼肌间隙位于嚼肌与下颌升支外侧骨壁之间。由于嚼肌在下颌支及其角部附着宽广紧密,故潜在性嚼肌间隙存在于下颌升支上段的外侧部位。借脂肪结缔组织与颊、颞下、翼下颌、颞间隙相连。嚼肌间隙为最常见的颌面部间隙感染之一。主要来自下颌智齿冠周炎,下颌磨牙的根尖周炎、牙槽脓肿,也可因相邻间隙,如颞下间隙感染的扩散,偶有化脓性腮腺炎波及引起。

(二)临床表现

以下颌支及下颌角为中心的嚼肌区肿胀、变硬、压痛伴明显张口受限。由于嚼肌肥厚坚实,脓肿难以自行破溃,也不宜触到波动感。若炎症在 1 周以上,压痛点局限或有凹陷性水肿,经穿刺有脓液时,应积极行切开引流,否则容易形成下颌支的边缘性颌骨骨髓炎。

(三)诊断

有急性化脓性下颌智齿冠周炎史。以嚼肌为中心的急性炎性红肿、跳痛、压痛,红肿范围上方超过颧弓,下方达颌下,前到颊部,后至颌后区。深压迫有凹陷性水肿,不易扪到波动感,有严重开口受限。用粗针从红肿中心穿刺,当针尖达骨面时回抽并缓慢退针即可抽到少许黏稠脓液。患者高烧,白细胞总数增高,中性白细胞比例增大。

(四)治疗

嚼肌间隙蜂窝织炎时除全身应用抗生素外,局部可和物理疗法或外敷中药;一旦脓肿形成应及时引流。嚼肌间隙脓肿切开引流的途径,虽可从口内翼下颌皱襞稍外侧切开,分离进入脓腔引流,但因引流口常在脓腔之前上份,体位引流不畅,炎症不易控制,发生边缘性骨髓炎的机会也相应增加。因此,临床常用口外途径切开引流。口外切口从下颌支后缘绕过下颌角,距下颌下缘 2 cm 处切开,切口长 3~5 cm,逐层切开皮下组织,颈阔肌以及嚼肌在下颌角区的部分附着,用骨膜剥离器,由骨面推起嚼肌进入脓腔,引出脓液,冲洗脓腔后填入盐水纱条引流。次天交换敷料时抽去纱条,换橡皮管或橡皮条引流。如有边缘性骨髓炎形成,在脓液减少后应早期施行死骨刮除术,术中除重点清除骨面死骨外,不应忽略嚼肌下骨膜面附着之死骨小碎块及坏死组织,以利创口早期愈合。嚼肌间隙感染缓解或被控制后,应及早对引起感染的病灶牙进行治疗或拔除。

六、翼颌间隙感染

(一)病因

翼颌间隙感染又称翼下颌间隙,位于翼内肌与下颌支之间,其前界为颊肌及下颌骨冠突;后界为下颌支后缘与腮腺;内侧界为翼肌及其筋膜;外侧界为下颌支的内板及颞肌内面;上界为翼外肌;下界为下颌支与翼内肌相贴近的夹缝。间隙内有舌神经、下牙槽神经、下牙槽动、静脉穿行,下牙槽神经阻滞术即将局麻药物注入此间隙内。翼颌间隙感染主要是由牙源性感染引起的,如下颌第三磨牙冠周炎、上下颌磨牙根尖周感染等。也可由注射麻醉药液或其他间隙感染如颞下间隙、颊间隙、咽旁间隙、嚼肌间隙等感染的直接播散。

(二)临床表现

翼颌间隙感染时,突出症状是面深部疼痛及张口受限。可在升支后缘、下颌角下内侧、升支前缘与翼下颌韧带之间扪及组织肿胀,压痛。医源性原因引起者起病慢,症状轻微而不典型,牙源性感染引起或其他毗邻间隙感染播散引起者,则起病急骤。翼下颌间隙感染非常容易向嚼肌间隙、颊间隙、颞下及颞间隙扩散。向其他间隙扩散时,局部及全身都会出现更为严重的炎症反应与毒性反应。可从间隙内抽出脓液,或超声波查见脓液平面。

(三)诊断

有急性下颌智齿冠周炎史或急性扁桃体炎史,或有邻近的翼颌间隙、颊间隙、颌下间隙、舌下间隙感染史。面深部疼痛及张口受限,局部及全身都会出现更为严重的炎症反应与毒性反应,可从间隙内抽出脓液,或超声波查见脓液平面。

(四)治疗

可经口内途径或口外途径建立引流。口内途径是从翼下颌韧带外侧 0.5 cm 处作纵行切开,在升支前缘内侧分离直达脓腔,或从下颌角下缘下 1.5 cm 处做平行于下颌角下缘的切口,在保护面神经下颌缘支的条件下,用大弯止血钳从翼内肌下颌骨后缘间分离进入脓腔。感染病史超过 2 周时,应注意探查升支内侧骨板有无破坏,如有边缘性骨髓炎形成时宜及时处理。

七、舌下间隙感染

(一)病因

舌下间隙位于舌和口底黏膜之下,下颌舌骨肌及舌骨舌肌之上。前界及两侧为下颌体的内侧面;后部止于舌根。由颏舌肌及颏舌骨肌又可将舌下间隙分为左右两部,二者在舌下肉阜深面相连通。舌下间隙后上与咽旁间隙、翼下颌间隙相通,后下通入颌下间隙。舌下间隙感染可能是牙源性感染引起,如下颌切牙根尖周感染可首先引起舌下肉阜间隙炎症,尖牙、前磨牙及第一磨牙根尖周感染可引起颌舌沟间隙炎症,牙源性感染尚可通过淋巴及静脉交通途径引起该间隙的炎症。创伤、异物刺入、颌下腺导管化脓性炎症,舌下腺感染及同侧颌下间隙感染的播散也是可能的感染途径。一侧舌下间隙感染时主要向对侧舌下间隙及同侧颌下间隙播散。

(二)临床表现

舌下肉阜区及颌舌沟部位软组织肿胀、疼痛,黏膜表面可能覆盖纤维渗出膜,患侧舌体肿胀、僵硬、抬高,影响语言及吞咽。同侧颌下区也可能伴有肿胀。波及翼内肌时可出现张口受限。颌舌沟穿刺可抽得脓液。应注意与舌根脓肿鉴别。后者多由局部损伤因素引起舌体或舌根肌肉内感染,引起舌体或舌根肿胀,舌体运动受限,吞咽及呼吸困难。向舌根深部穿刺可抽出脓液。

(三)诊断

根据临床表现和舌下肿胀的部位感染的原因诊断。应与舌根部脓肿鉴别,舌根部脓肿较少见,常因刺伤舌黏膜或舌根部扁桃体的化脓性炎症继发;患者自觉症状有吞咽疼痛和进食困难,随着炎症加重可有声音嘶哑,甚至压迫会厌,出现上呼吸道梗阻症状。全身及局部症状均比舌下间隙感染重。

(四)治疗

应在舌下皱襞外侧作与下颌牙槽突平行的纵切口,略向下分离即可达脓腔,如放置引流条时,其末端应与下牙固定。患者应进流食,勤用盐水及漱口液含漱。诊断为舌根部脓肿时,可从口外舌骨上方做水平切口,应用钝头止血钳从中线向舌根方向钝分离,直到脓腔引流。如有窒息危险时可先行气管切开,再作脓肿引流手术。

八、咽旁间隙感染

(一)病因

咽旁间隙位于咽腔侧方的咽上缩肌与翼内肌和腮腺深叶之间。前为翼下颌韧带及颌下腺上缘;后为椎前筋膜。间隙呈倒立锥体形,底在上为颅底的颞骨和蝶骨,尖向下止于舌骨。由茎突及附着其上诸肌将该间隙分为前、后两部,前部称咽旁前间隙,后部为咽旁后间隙。前间隙小,其中有咽升动脉、静脉及淋巴、蜂窝组织。后间隙大,有出入颅底的颈内动、静脉,第Ⅸ～Ⅻ对脑神经及颈深上淋巴结等。咽旁间隙与翼颌、颞下、舌下、颌下及咽后诸间隙相通;血管神经束上通颅内,下连纵隔,可成为感染蔓延的途径。多为牙源性,特别是下颌智齿冠周炎,以及腭扁桃体炎和相邻间隙感染的扩散。偶继发于腮腺炎、耳源性炎症和颈深上淋巴结炎。

(二)临床表现

表现为咽侧壁咽腭弓、舌腭弓乃至软腭肿胀、变红,扁桃体及悬雍垂偏向中线对侧,在翼颌韧带内侧翼内肌与咽上缩肌之间或下颌角后外方上、内、前方翼内肌内侧穿刺可抽得脓液。可伴张口受限、吞咽疼痛。重者可伴颈上份和颌后区肿胀、呼吸困难、声嘶。咽旁间隙感染时可波及翼颌、颞下、舌下及颌下间隙,向上可引起颅内感染,向下可波及纵隔。波及颈动脉可引起出血死亡。

(三)诊断

有急性下颌智齿冠周炎史,或急性扁桃体炎史,或有邻近的翼颌间隙、颊间隙、颌下间隙、舌下间隙感染史。多见于儿童及青少年。除严重全身感染中毒体征外,局部常表现有如下三大特征。①咽征:口腔内一侧咽部红肿、触痛,肿胀范围包括翼下颌韧带区、软腭、悬雍垂移向健侧,患者吞咽疼痛,进食困难。从咽侧红肿最突出部位穿刺可抽出脓液。②颈征:患侧下颌角稍下方的舌骨大角平面肿胀、压痛。③开口受限:由于炎症刺激该间隙外侧界的翼内肌发生痉挛,从而表现为一定程度的开口受限。

(四)治疗

脓肿较局限时,可从口内切开引流。可在翼颌韧带内侧作纵向切口,分开咽肌进入脓腔,切口达黏膜深层即可,止血钳分离脓腔时不能过深,以免伤及深部的大血管。要在有负压抽吸及气管切开抢救设备条件下进行手术,以免脓液突然流出阻塞气管。张口受限或肿胀广泛时,可从口外切开引流,在下颌角下方1.5 cm平行于下颌骨下缘切口。因脓肿位置紧邻气道,在治疗过程中应严密观察呼吸情况,有窒息症状时应及时进行气管切开。

九、颌下间隙感染

(一)病因

颌下间隙位于颌下三角内,间隙中包含有颌下腺,颌下淋巴结,并有颌外动脉、面前静脉、舌神经、舌下神经通过。该间隙向上经下颌舌骨肌后缘与舌下间隙相续;向后内毗邻翼下颌间隙、咽旁间隙;向前通颏下间隙;向下借疏松结缔组织与颈动脉三角和颈前间隙相连。因此,颌下间隙感染可蔓延成口底多间隙感染。多见于下颌智齿冠周炎,下颌后牙尖周炎、牙槽脓肿等牙源性炎症的扩散。其次为颌下淋巴结炎的扩散。化脓性颌下腺炎有时亦可继发颌下间隙感染。

(二)临床表现

主要表现为以颌下区为中心的红肿、疼痛,严重者可波及面部及颈部皮肤红肿,患者可能伴有吞咽疼痛及张口困难。脓液形成时易扪及波动感。颌下间隙感染可向舌下间隙、颏下间隙、咽旁间隙及颈动脉三角区扩散。要注意与颌下腺化脓性炎症区别。颌下腺化脓性炎症常有进食后颌下区肿胀历史,双合诊颌下腺及其导管系统肿胀、压痛,挤压颌下腺及导管可见脓液从颌下腺导管口流出。多有相对长期的病史,反复急性发作。而颌下间隙蜂窝织炎起病急骤,颌下弥漫性肿胀,病情在数天内快速进展。

(三)诊断

常见于成人有下颌磨牙化脓性根尖周炎、下颌智齿冠周炎史,婴幼儿、儿童多能询问出上呼吸道感染继发颌下淋巴结炎病史。颌下三角区炎性红肿、压痛,病初表现为炎性浸润,有压痛;进入化脓期有跳痛、波动感,皮肤潮红;穿刺易抽出脓液。患者有不同程度体温升高、白细胞增多等全身表现。急性化脓性颌下腺炎,常在慢性颌下腺炎的基础上急性发作,表现有颌下三角区红肿压痛及体温升高、白细胞增加的急性炎症体征,但多不形成颌下脓肿,并有患侧舌下肉阜区、颌下腺导管口红肿,压迫颌下有脓性分泌物自导管口流出。拍摄 X 线口底咬片多能发现颌下腺导管结石。

(四)治疗

颌下间隙形成脓肿时范围较广,脓腔较大,但若为淋巴结炎引起的蜂窝织炎,脓肿可局限于一个或数个淋巴结内,则切开引流时必须分开形成脓肿的淋巴结包膜始能达到引流的目的。颌下间隙切开引流的切口部位、长度,应参照脓肿部位、皮肤变薄的区域决定。一般在下颌骨体部下缘以下 2 cm 处做与下颌下缘平行之切口;切开皮肤、颈阔肌后,血管钳钝性分离进入脓腔。如系淋巴结内脓肿应分开淋巴结包膜,同时注意多个淋巴结脓肿的可能,术中应仔细检查,予以分别引流。

十、颏下间隙感染

(一)病因

颏下间隙位于舌骨上区,为颏下三角内的单一间隙。间隙内有少量脂肪组织及淋巴结,此间隙供下颌舌骨肌、颏舌骨肌与舌下间隙相隔。两侧与颌下间隙相连,感染易相互扩散。颏下间隙的感染多来自淋巴结炎症。下唇、舌尖、口底、舌下肉阜、下颌前牙及牙周组织的淋巴回流可直接汇于颏下淋巴结,故以上区域的各种炎症、口腔黏膜溃疡、口腔炎等均可引起颏下淋巴结炎,然后继发颏下间隙蜂窝织炎。

(二)临床表现

由于颏下间隙感染多为淋巴结扩散引起,故一般病情进展缓慢,早期仅局限于淋巴结的肿大,临床症状不明显。当淋巴结炎症扩散至淋巴结外后,才引起间隙蜂窝织炎,此时肿胀范围扩展至整个颏下三角区,皮肤充血、疼痛。脓肿形成后局部皮肤紫红,按压有凹陷性水肿及波动感染。感染向后波及颌下间隙时,可表现出相应的症状。

(三)诊断

主要根据淋巴结扩散引起的颏下三角区皮肤充血、疼痛。脓肿形成后局部皮肤紫红,按压有凹陷性水肿及波动感染可诊断。

(四)治疗

宜从颏下 1 cm 处做平行于下颌骨下缘的切口,分开皮下组织即达脓腔。

十一、口底蜂窝织炎

(一)病因

下颌骨下方、舌及舌骨之间有多条肌,其行走又互相交错,在肌与肌之间,肌与颌骨之间充满着疏松结缔组织及淋巴结,因此,口底各间隙之间存在着相互关联关系,一旦由于牙源性及其他原因而发生蜂窝织炎时,十分容易向各间隙蔓延而引起广泛的蜂窝织炎。口底多间隙感染一般指双侧颌下、舌下以及颏下间隙同时受累。其感染可能是金色葡萄球菌为主引起的化脓性口底蜂窝织炎;也可能是厌氧菌或腐败坏死性细菌为主引起的腐败坏死性口底蜂窝织炎,后者又称为卢德维咽峡炎,临床上全身及局部反应均甚严重。口底多间隙感染可来自下颌牙的根尖周炎、牙周脓肿、骨膜下脓肿、冠周炎、颌骨骨髓炎,以及颌下腺炎、淋巴结炎、急性扁桃体炎、口底软组织和颌骨的损伤等。

引起化脓性口底蜂窝织炎的病原菌,主要是葡萄球菌、链球菌;腐败坏死性口底蜂窝织炎的病原菌,主要是厌氧性、腐败坏死性细菌。口底多间隙感染的病原菌常常为混合性菌群,除葡萄球菌、链球菌外,还可见产气荚膜杆菌、厌氧链球菌、败血梭形芽孢杆菌、水肿梭形芽孢杆菌、产气梭形芽孢杆菌,以及溶解梭形芽孢杆菌等。

(二)临床表现

化脓性病原菌引起的口底蜂窝织炎,病变初期肿胀多在一侧颌下间隙或舌下间隙。因此,局部特征与颌下间隙或舌下间隙蜂窝织炎相似。如炎症继续发展扩散至颌周整个口底间隙时,则双侧颌下、舌下及颏部均有弥漫性肿胀。

腐败坏死性病原菌引起的口底蜂窝织炎,软组织的副性水肿非常广泛,水肿的范围可上及面颊部,下至颈部锁骨水平;严重的甚至达胸上部。颌周有自发性剧痛,灼热感,皮肤表面略粗糙而红肿坚硬。肿胀区皮肤呈紫红色,压痛,明显凹陷性水肿,无弹性。随着病变发展,深层肌等组织发生坏死、溶解,有液体而出现流动感。皮下因有气体产生,可扪及捻发音。切开后有大量咖啡色、稀薄、恶臭、混有气泡的液体,并可见肌组织呈棕黑色,结缔组织为灰白色,但无明显出血。病情发展过程中,口底黏膜出现水肿,舌体被挤压抬高。由于舌体僵硬、运动受限,常使患者语言不清、吞咽困难,而不能正常进食。如肿胀向舌根发展,则出现呼吸困难,以致患者不能平卧;严重者烦躁不安,呼吸短促,口唇青紫、发绀,甚至出现"三凹征",此时有发生窒息的危险。个别患者的感染可向纵隔扩散,表现出纵隔炎或纵隔脓肿的相应症状。

全身症状常很严重,多伴有发热、寒战,体温可达 39～40 ℃。但在腐败坏死在蜂窝织炎时,由于全身机体中毒症状严重,体温反可不升。患者呼吸短浅,脉搏频弱,甚至血压下降,出现休克。

(三)诊断

根据双侧颌下、舌下及颏部均有弥漫性肿胀,颌周有自发性剧痛,皮肤表面红肿坚硬,肿胀区皮肤呈紫红色,压痛,明显凹陷性水肿,无弹性,皮下因有气体产生,可扪及捻发音。患者吞咽困难,而不能正常进食。如肿胀向舌根发展,则出现呼吸困难,甚至出现"三凹征",此时有发生窒息的危险。全身机体中毒症状严重,体温反可不升。患者呼吸短浅,脉搏频弱,甚至血压下降,出现休克可诊断。

(四)治疗

口底蜂窝织炎不论是化脓性病原菌引起的感染,还是腐败坏死性病原菌引起的感染,局部及全身症状均很严重。其主要危险是呼吸道的阻塞及全身中毒。在治疗上,除经静脉大量应用广谱抗菌药物,控制炎症的发展外,还应着重进行全身支持疗法,如输液、输血,必要时给以吸氧、维持水电解质平衡等治疗;并应及时行切开减压及引流术。

切开引流时,一般根据肿胀范围或脓肿形成的部位,从口外进行切开。选择皮肤发红、有波动感的部位进行切开较为容易。如局部肿胀呈弥漫性或有副性水肿,而且脓肿在深层组织内很难确定脓肿形成的部位时,也可先进行穿刺,确定脓肿部位后,再行切开。如肿胀已波及整个颌周,或已有呼吸困难现象时,应作广泛性切开。其切口可在双侧颌下,颌下做与下颌骨相平行的"衣领"形或倒"T"形切口。术中除应将口底广泛切开外,还应充分分离口底肌,使口底各个间隙的脓液能得到充分引流。如为腐败坏死性病原菌引起的口底蜂窝织炎,肿胀一旦波及颈部及胸前区,皮下又触到捻发音时,应按皮纹行多处切开,达到敞开创口,改变厌氧环境和充分引流的目的。然后用 3% 的过氧化氢液或 1:5 000 高锰酸钾溶液反复冲洗,每天 4~6 次,创口内置橡皮管引流。

第四节　口腔颌面部疖痈

口腔颌面部疖痈是一种常见病,它是皮肤毛囊及皮脂腺周围组织的一种急性化脓性感染。发生在一个毛囊及所属皮脂腺者称疖;相邻多个毛囊及皮脂腺累及者称痈。由于颜面部局部组织松软,血运丰富,静脉缺少瓣膜且与海绵窦相通。如感染处理不当,易扩散逆流入颅内,引起海绵窦血栓性静脉炎、脑膜炎、脑脓肿等并发症。尤其是发生在颌面部的"危险三角区"内更应注意。

一、病因

绝大多数的病原菌为金黄色葡萄球菌,少数为白色葡萄球菌。在通常情况下,人体表面皮肤及毛囊皮脂腺有细菌污染但不致病。当皮肤不洁,抵抗力降低,尤其是某些代谢障碍的疾病,如糖尿病患者,当细菌侵入很易引起感染。

二、临床表现

(一)疖

疖是毛囊及其附件的化脓性炎症,病变局限在皮肤的浅层组织。初期为圆锥形毛囊性炎性皮疹,基底有明显炎性浸润,形成皮肤红、肿、痛的硬结,自觉灼痛和触痛,数天后硬结顶部出现黄白色脓点,周围为红色硬性肿块,患者自觉局部发痒、灼烧感及跳痛,以后发展为坏死性脓栓,脓栓脱去后排出血性脓液,炎症渐渐消退,创口自行愈合。轻微者一般无明显全身症状,重者可出现发热,全身不适及区域性淋巴结肿大。如果处理不当,如随意搔抓或挤压排脓以及不适当切开等外科操作,都可促进炎症的扩散,甚至引起败血症。有些菌株在皮肤疖肿消退后还可诱发肾炎。发生于鼻翼两旁和上唇者,因此处为血管及淋巴管丰富的危险三角区,如果搔抓、挤捏或加压,感染可骤然恶化,红肿热痛范围扩大,伴发蜂窝织炎或演变成痈,因危险三角区的静脉直接与颅内海绵窦相通,细菌可沿血行进入海绵窦形成含菌血栓,并发海绵窦血栓性静脉炎,进而引起颅内感染、败血症或脓毒血症,常可危及生命。疖通常为单个或数个,若病菌在皮肤扩散或经血行转移,便可陆续发生多数疖肿,如果反复出现,经久不愈者,则称为疖病。

(二)痈

痈是多个相邻的毛囊及其所属的皮脂腺或汗腺的急性化脓性感染,由多个疖融合而成,其病变波及皮肤深层毛囊间组织时,可顺筋膜浅面扩散波及皮下脂肪层,造成较大范围的炎性浸润或组织坏死。痈多发生于成年人,男性多于女性,好发于上唇部(唇痈)、项部(对口疮)及背部(搭背)。感染的范围和组织坏死的深度均较疖为重。当多数毛囊、皮脂腺、汗腺及其周围组织发生急性炎症与坏死时,可形成迅速扩大的紫红色炎性浸润。感染可波及皮下筋膜层及肌组织。初期肿胀的唇部皮肤与黏膜上出现多数的黄白色脓点,破溃后呈蜂窝状,溢出脓血样分泌物,脓头周围组织可出现坏死,坏死组织溶解排出后可形成多数蜂窝状洞腔,严重者中央部坏死、溶解、塌陷,似"火山口"状,内含有脓液或大量坏死组织。痈向周围和深层组织发展,可形成广泛的浸润性水肿。

三、诊断

有全身及局部呈现急性炎症症状,体温升高、白细胞升高、多核白细胞增多、左移。单发性毛囊炎为"疖",多发性为"痈"。注意疖肿的部位是否位于"危险三角区",有无挤压、搔抓等有关病史,有无头痛、头晕、眼球突出等海绵窦血栓性静脉炎等征象败血症表现。

四、治疗

(一)局部治疗

尽量保持局部安静,减少表情运动,尽量少说话,进流食等,以减少肌肉运动时对疖肿的挤压刺激,严禁挤压、搔抓、挑刺,忌用热敷、石炭酸或硝酸银烧灼,以防感染扩散。

1.毛囊炎的局部治疗

止痒杀菌,局部保持清洁干燥。可涂2%~2.5%的碘酊,1天数次。毛囊内脓肿成熟后,毛发可自然脱出,少量脓血分泌物溢出或吸收便可痊愈。

2.疖的局部治疗

杀菌消炎,早期促进吸收。早期可外涂2%~2.5%的碘酊,20%~30%的鱼石脂软膏或纯鱼石脂外敷,也可用2%的鱼石脂酊涂布。也可外敷中药,如二味地黄散、玉露散等。如炎症不能自行消退,一般可自行穿孔溢脓。如表面脓栓不能自行脱落,可用镊子轻轻夹除,然后脓液流出,涂碘酊即可。

3.痈的局部治疗

促使病变局限,防止扩散。用药物控制急性炎症的同时,局部宜用4%的高渗盐水或含抗菌药物的盐水行局部湿敷,以促使痈早期局限、软化及穿破,对已有破溃者有良好的提脓效果,在溃破处可加用少量化腐丹,以促进坏死组织溶解,脓栓液化脱出。对脓栓浓稠,一时难以吸取者,可试用镊子轻轻钳出,但对坏死组织未分离彻底者,不可勉强牵拉,以防感染扩散。此时应继续湿敷至脓液消失,直到创面平复为止。过早停止湿敷,可因阻塞脓道造成肿胀再次加剧。面部疖痈严禁早期使用热敷和按一般原则进行切开引流,以防止感染扩散,引起严重并发症。对已形成明显的皮下脓肿而又久不破溃者,可考虑在脓肿表面中心皮肤变薄或变软的区域,作保守性切开,引出脓液,但严禁分离脓腔。

(二)全身治疗

一般单纯的毛囊炎和疖无并发症时,全身症状较轻,可口服磺胺和青霉素等抗菌药物,患者应适当休息和加强营养。

面部疖合并蜂窝织炎或面痈时,应常规全身给予足量的抗菌药物,防止炎症的进一步扩散。有条件者最好从脓头处取脓液进行细菌培养及药物敏感试验,疑有败血症及脓毒血症者应进行血培养。但无论是脓液培养还是血培养,可能因为患者已用过抗菌药物,或因为取材时间和培养技术的影响,培养结果可能为假阴性,药物敏感试验也可能出现偏差。为提高培养结果的阳性率和药物敏感试验的准确性应连续3～5天抽血培养,根据结果用药。如果一时难以确定,可先试用对金黄色葡萄球菌敏感的药物,如青霉素、头孢菌素及红霉素等,待细菌培养和药物敏感试验有确定结果时,再作必要的调整。尽管细菌药物敏感试验结果是抗菌药物选择的重要依据,但由于受体内、体外环境因素的影响,体外药物敏感试验的结果不能完全反映致病细菌对药物的敏感程度。

另一个给药的重要依据是在用药后症状的好转程度,如症状有明显好转,说明用药方案正确,如症状没有好转,或进一步恶化,应及时调整用药方案。此外,在病情的发展过程中,可能出现耐药菌株或新的耐药菌株的参与,所以也应根据药物敏感试验的结果和观察脓液性质及时调整用药方案。败血症和脓毒血症常给予2～3种抗菌药物联合应用,局部和全身症状完全消失后,再维持用药5～7天,以防病情的复发。唇痈伴有败血症和脓毒血症时,可能出现中毒性休克,或出现海绵窦血栓性静脉炎和脑脓肿等严重并发症,应针对具体情况予以积极的全身治疗。

第五节　面颈部淋巴结炎

一、病因

以继发于牙源性及口腔感染最为多见,也可以来源于面部皮肤的损伤、疖、痈等。小儿大多数由上呼吸道感染及扁桃体炎引起。由化脓性细菌引起的称为化脓性淋巴结炎。由结核杆菌引起的为结核性淋巴结炎。

二、临床表现

(一)急性化脓性淋巴结炎

急性化脓性淋巴结炎:早期病症轻者仅有淋巴结的肿大、变硬和压痛,有时患者有自觉疼痛的症状,淋巴结的界限清楚,与周围组织无粘连,移动度尚可。当炎症波及淋巴结包膜外时,结周出现蜂窝织炎,则肿胀弥散,周界不清,表面皮肤发红。全身反应轻微或有低热,体温一般在38 ℃以下,此期常为患者所忽视而不能及时治疗,如能够及时治疗可以治愈或向慢性淋巴结炎转归。如未有效地控制,可迅速发展成为化脓性,局部疼痛加重,淋巴结化脓溶解。脓肿破溃后,侵及周围软组织,形成广泛的肿胀,皮肤红肿,淋巴结与周围组织粘连,不能移动。脓肿形成后,皮肤表面出现明显压痛点,表面皮肤软化,有凹陷性水肿,可扪及波动感。全身反应加重,高热,寒战,头痛,全身无力,食欲减退,小儿出现烦躁症状,白细胞数急剧上升,达$(20\sim30)\times10^9/L$,重者出现核左移。如不及时治疗可并发颌周间隙蜂窝织炎、静脉炎、败血症,甚至出现中毒性休克。临床上小儿的症状较成人更加严重,反应更加剧烈。

(二)慢性淋巴结炎

慢性淋巴结炎主要表现为慢性增殖性炎症,也可以是急性化脓性炎症经有效控制后的转归过程。淋巴结肿大、变硬,大小不等,与周围组织无粘连,活动度良好,有轻度压痛,无明显全身症状。慢性淋巴结炎可持续很长时间,甚至有些病例在治愈后,因淋巴结内纤维结缔组织增生,在肿大的淋巴结消退到一定程度后,仍有一定硬度,但无任何其他症状。此外,慢性淋巴结炎在遇到新的致病因子的侵袭或机体抵抗力突然下降时,可突然急性发作。

三、诊断鉴别诊断

根据病史、临床表现可诊断。急性化脓性淋巴结炎与结核性淋巴结炎形成脓肿后可借抽吸脓液进行鉴别诊断;冷脓肿的脓液稀薄污浊,暗灰色似米汤,夹杂有干酪样坏死物;而化脓性淋巴结炎,抽吸物多呈黄色黏稠脓液。急性化脓性颌下淋巴结炎应与化脓性颌下腺炎相鉴别,后者可因损伤、导管异物或结石阻塞而继发感染。双手触诊检查时颌下腺较颌下淋巴结炎位置深而固定,导管口乳头有红肿炎症,并可挤出脓液。

四、治疗

(一)局部治疗

急性化脓性淋巴结炎在全身用药的同时,早期可采用局部热敷、超短波、氦氖激光、中药外敷等疗法,以促进炎症的吸收,防止炎症扩散。若有脓肿形成,且脓汁较少,或吸收痊愈,或向慢性淋巴结炎转化。若脓汁较多,或已形成颌周蜂窝织炎时,肿大的淋巴结中心已变软,有波动感,或经局部穿刺抽出脓汁者,应及时切开引流,排出脓液。有的婴幼儿颈部皮下脂肪较厚,对脓肿较小且较为局限者,也可采用穿刺抽脓并注入抗生素的方法治疗。

　　慢性淋巴结炎一般不需要治疗,但淋巴结增大明显经久不能缩小,或有疼痛不适也可采取外科手术方法将肿大淋巴结摘除。急性化脓性淋巴结炎和慢性淋巴结炎都应尽早查明并积极予以治疗原发病灶,如牙槽脓肿、牙周炎、智齿冠周炎、扁桃体炎、疖和痈等。

　　(二)全身治疗

　　急性化脓性淋巴结炎,早期常有全身症状,尤其在婴幼儿,常有高热及中毒症状,应给予全身支持疗法及维持水、电解质平衡,患者要安静休息,根据常见病原菌选择抗生素。

参 考 文 献

[1] 王培军,吕智勇.口腔疾病诊疗与康复[M].北京:科学出版社,2021.

[2] 王惠元.口腔解剖学[M].长沙:中南大学出版社,2021.

[3] 石静.口腔疾病的诊断与治疗[M].昆明:云南科技出版社,2020.

[4] 姜蕾.口腔科疾病诊治[M].长春:吉林科学技术出版社,2019.

[5] 秦昌娟.口腔临床实用技术[M].北京:中国纺织出版社,2019.

[6] 邹慧儒.口腔内科学[M].北京:北京科学技术出版社,2020.

[7] 秦晶.现代儿童口腔医学[M].西安:陕西科学技术出版社,2021.

[8] 谢秋菲,张磊.牙体解剖与口腔生理学[M].北京:北京大学医学出版社,2021.

[9] 王玮.现代实用口腔医学[M].昆明:云南科技出版社,2020.

[10] 汪育娟,余晓燕,唐琳,等.临床口腔疾病鉴别诊断与治疗[M].天津:天津科学技术出版社,2019.

[11] 华红,周刚.常见口腔黏膜病诊治图解[M].北京:人民卫生出版社,2021.

[12] 王兆林,赵新春,刘军华.口腔疾病治疗理论与实践[M].长春:吉林科学技术出版社,2019.

[13] 赵佛容,赵晓曦.口腔内科护理技术[M].北京:人民卫生出版社,2020.

[14] 窦益泉.实用口腔颌面外科诊治[M].长春:吉林科学技术出版社,2019.

[15] 张江云.口腔疾病诊疗技术常规[M].长春:吉林科学技术出版社,2019.

[16] 姬爱平.王津,白洁,等.口腔急诊常见疾病诊疗手册[M].北京:北京大学医学出版社,2021.

[17] 胡德渝.口腔医学[M].北京:中国协和医科大学出版社,2019.

[18] 闫伟军,朴松林,刘鑫.临床口腔疾病诊疗指南[M].厦门:厦门大学出版社,2021.

[19] 唐红萍,朱兰省,崔永新.现代口腔诊疗学[M].汕头:汕头大学出版社,2019.

[20] 黄文博.口腔科疾病预防与诊断治疗[M].开封:河南大学出版社,2021.

[21] 刘青,许玲,赵永波.当代口腔疾病诊断与治疗[M].长春:吉林科学技术出版社,2019.

[22] 崔占军,李明善,刘中华.口腔局部解剖学[M].开封:河南大学出版社,2020.

[23] 吴龑.口腔临床操作技术与疾病治疗[M].开封:河南大学出版社,2021.

[24] 刘连英,杜凤芝.口腔内科学[M].武汉:华中科技大学出版社,2020.

[25] 张志愿,俞光岩.口腔颌面外科临床解剖学[M].济南:山东科学技术出版社,2020.

[26] 陈乃玲.口腔操作技术与疾病概要[M].长春:吉林科学技术出版社,2019.

[27] 戴艳梅.口腔护理技术[M].北京:北京科学技术出版社,2020.

[28] 刘志寿.现代口腔疾病治疗精要[M].北京:科学技术文献出版社,2019.

[29] 秦满,夏斌.儿童口腔医学[M].北京:北京大学医学出版社,2020.

[30] 刘浩.口腔颌面外科学[M].北京:北京科学技术出版社,2020.

[31] 陈彩云.口腔科疾病预防与诊断治疗[M].长春:吉林科学技术出版社,2019.

[32] 张文.口腔常见病诊疗[M].北京:科学出版社,2020.

[33] 陈菲.临床口腔病学[M].上海:上海交通大学出版社,2020.

[34] 杜凤芝,刘洪利.口腔护理技术[M].北京:中国医药科学技术出版社,2020.

[35] 徐国权.口腔临床技术与临床实践[M].长春:吉林科学技术出版社,2019.

[36] 刘鹏,许永伟,吴鹏.中老年心血管病患者口腔麻醉前后的血压和心率变化[J].中国循环杂志,2020,35(1):82-85.

[37] 徐坚.口腔修复美学在口腔修复中的应用价值研究[J].中国实用医药,2022,17(6):69-71.

[38] 杨洁,柳玉梅,吴文蕾,等.慢性牙周炎患者血浆和龈沟液蛋白羰基水平的研究[J].口腔医学,2022,42(3):215-219.

[39] 骆春梅,杜芹.不良饮食习惯对口腔黏膜的影响[J].实用医院临床杂志,2022,19(2):180-183.

[40] 段阿竹,张烨明.学龄前儿童口腔卫生行为状态及影响因素研究分析[J].中外医学研究,2022,20(5):152-155.